RECHERCHES

HISTORIQUES, CHIMIQUES ET MÉDICALES

SUR

L'AIR MARÉCAGEUX.

SE TROUVE AUSSI :

A Montpellier,	Chez GABON et compagnie.
Bordeaux ,	la veuve BERGERET.
Dijon ,	LAGIER.
Lyon ,	MAIRE.
Marseille ,	CHAIX. CAMOIN frères.
Rouen ,	BÉCHET fils.
Strasbourg,	FÉVRIER.
Toulouse ,	SENAC.

A L'ÉTRANGER :

A Berlin ,	SCHLESINGER.
Francfort ,	BROENNER.
Genève ,	PASCHOUD.
Leipsick ,	GRIESHAMMER.
Londres ,	TREUTTEL et WURTZ.
Moscou ,	RISSE et SAUSSET.
Madrid ,	DENNÉ fils.
Naples ,	BOREL.
St-Pétersbourg ,	ST-FLORENT.
Stockholm ,	CUMELIN.
Turin ,	PIC.
Varsovie,	KLUGSBERG.

IMPRIMERIE DE J. TASTU ,
RUE DE VAUGIRARD , n° 36.

RECHERCHES

HISTORIQUES, CHIMIQUES ET MÉDICALES

SUR

L'AIR MARÉCAGEUX,

OUVRAGE COURONNÉ

PAR L'ACADÉMIE ROYALE DES SCIENCES DE LYON.

Par J.-S.-E. JULIA,

Professeur de chimie médicale, commissaire-examinateur de la marine pour le service de santé ; ancien médecin de l'hôpital de convalescence italien de l'armée de Catalogne ; membre honoraire de la société royale littéraire de Varsovie ; associé des Académies royales de médecine et des sciences naturelles de Barcelone ; de l'ancienne Académie Celtique, et de la société royale des antiquaires de France ; de la société royale académique des sciences, du collège et des sociétés de pharmacie et médicale d'émulation de Paris ; vice-président de la société linnéenne de Bordeaux, et président de celle de Narbonne ; de l'Académie des sciences de Toulon et des cercles littéraires et des arts de Paris et de Lyon ; de la société philomatique du Muséum d'histoire naturelle de Bordeaux et de celle des sciences et arts de Metz ; des sociétés royales de médecine de Montpellier, Marseille, Nîmes, Rouen et Toulouse ; des sociétés royales d'agriculture et arts des départemens de l'Arriège, l'Aude, l'Hérault, les Pyrénées-Orientales, etc.

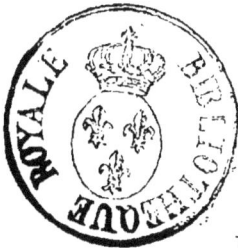

PARIS.

CHEZ GABON ET COMPAGNIE, LIBRAIRES,

RUE DE L'ÉCOLE-DE-MÉDECINE.

1823.

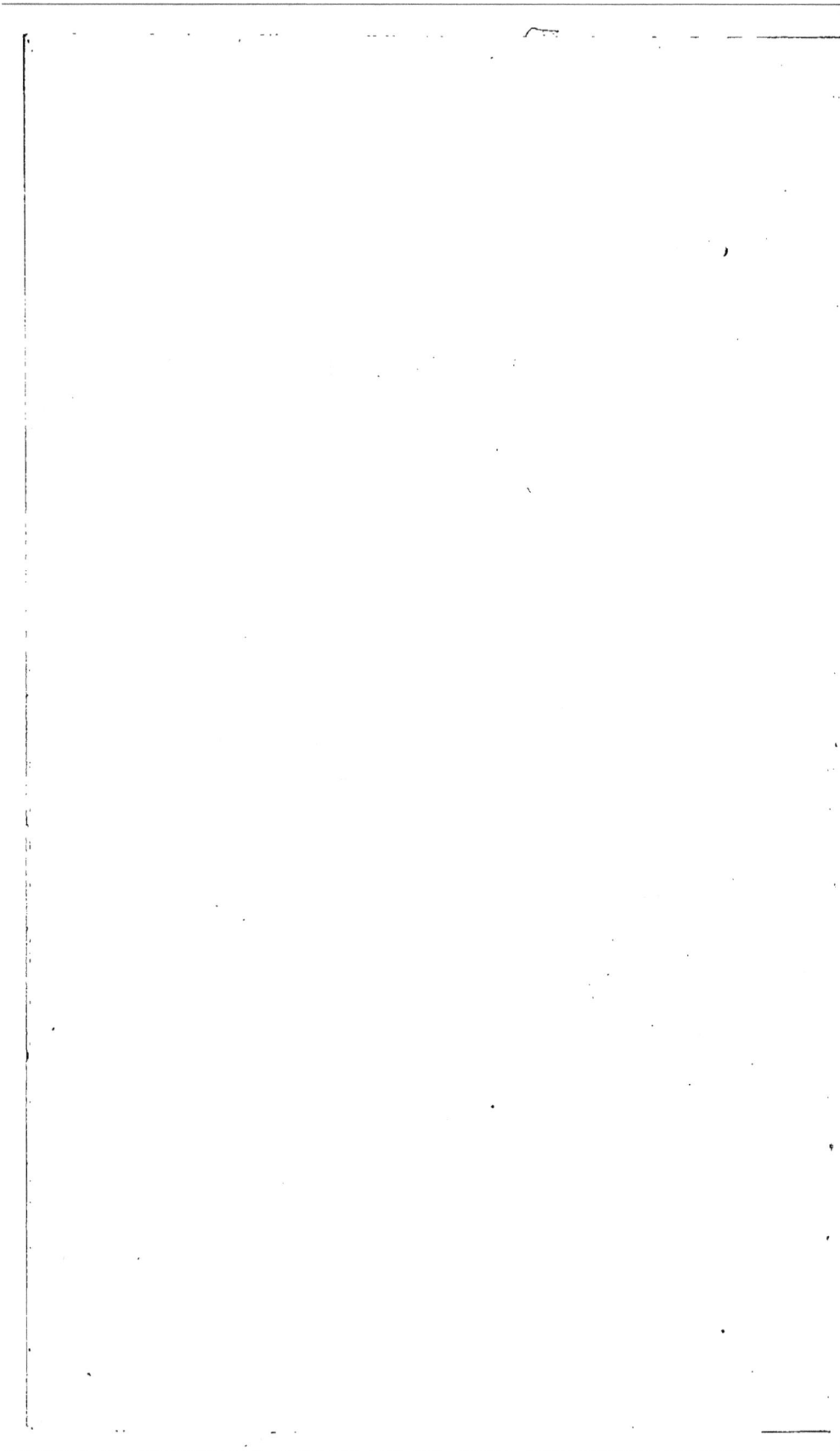

A M. PELLETAN,

MÉDECIN DU ROI, PROFESSEUR DE PHYSIQUE MÉDICALE
A LA FACULTÉ DE MÉDECINE DE PARIS; CHEVALIER
DE L'ORDRE ROYAL DE LA LÉGION-D'HONNEUR ET
MEMBRE DE PLUSIEURS SOCIÉTÉS SAVANTES NATIO-
NALES ET ÉTRANGÈRES.

La mort du Nestor de la chimie française, de cet homme célèbre qui a tant contribué à reculer les bornes de cette science, me privait d'un maître, j'ose même dire d'un ami qui, m'honorant d'une bienveillance particulière, se faisait un plaisir de diriger mes pas dans la carrière chimique.

Je ne pouvais me dissimuler combien un guide sûr m'était encore nécessaire, et mon cœur sentait le doux besoin d'un ami dont je pusse réclamer les salutaires conseils. J'ai trouvé en vous l'un et l'autre.

Permettez—moi de vous en témoigner ma gratitude en plaçant à la tête de cet ouvrage un nom également cher aux sciences et à l'humanité.

E. JULIA.

RECHERCHES

HISTORIQUES, CHIMIQUES ET MÉDICALES

SUR

L'AIR MARÉCAGEUX.

INTRODUCTION.

S'IL est des institutions propres à triompher de la nuit éternelle du temps, ce sont celles qui ont pour but d'être utiles à l'humanité, en cherchant même à agrandir la sphère de nos connaissances. Tel est celui qui a dirigé l'Académie royale des sciences, belles-lettres et arts de Lyon, lorsqu'elle a mis au concours la question suivante :

« Déterminer, mieux qu'on n'a fait jusqu'à » présent, la nature des émanations insalubres , qui s'exhalent des marais, le mode de leur » formation, et la manière dont elles infectent » l'air. »

Outre l'intérêt général que présente cette question, elle est encore d'un intérêt local pour

1*

la ville de Lyon, qui est voisine des départemens de la Loire et de l'Ain, où se trouvent
plusieurs marais. Sous ce double point de vue,
on ne peut qu'applaudir au zèle et à la philan-
tropie de cette docte compagnie.

L'influence des effluves marécageux sur l'espèce humaine, a fixé depuis long-temps l'attention des sociétés savantes.

En 1764, l'Académie de Bordeaux proposa
cette même question pour sujet d'un prix dont
M. Fournier–Choisy obtint une partie.

En 1774, l'Académie de Nanci demanda,
par la voie du concours, quels étaient les
moyens propres à améliorer la salubrité de
cette ville. M. Coste, médecin de l'hôpital mi-
litaire de Calais, obtint ce prix.

En 1789, la Société royale de médecine de
Paris, ne regardant pas ce problème comme
résolu, et sentant toute l'importance d'une
telle solution, proposa de nouveau cette inté-
ressante question. Mon savant ami, M. le professeur Baumes, fut couronné, et son ouvrage
justifie la réputation de ce médecin. Depuis ce
temps, les brillantes découvertes de la chimie
pneumatique ont ajouté à la somme de nos connaissances une foule de faits précieux. Les phénomènes de la putréfaction ont été mieux étu-

diés; les gaz qui en sont le produit, mieux exa-
minés, et l'analyse de l'air, souvent répétée, a
jeté un nouveau jour sur cette partie de la médecine. A l'époque où M. Baumes écrivait,
bien des vérités chimiques étaient encore in-
connues; et ce médecin, plein d'enthousiasme
pour cette science, s'empressa d'adopter les
théories nouvelles et de les appliquer à l'art de
guérir. Je n'examinerai point ici la théorie médicale qu'il a émise; elle n'a point été adoptée
par l'école même où il professe avec tant de
distinction. Dans cet ouvrage, j'ai combattu,
par des expériences et des observations, le système qu'il a consigné dans son travail sur
l'air marécageux, et j'ai eu le bonheur d'être
couronné en luttant contre un professeur dont
la tête a blanchi à l'ombre des lauriers acadé-
miques, et en embrassant une opinion contraire à la sienne. Je crois connaître assez
M. Baumes pour être certain qu'il n'en saurait
être fâché, puisque sa vie entière a été con-
sacrée aux progrès de l'art de guérir.

L'étude des effluves marécageux et la théorie de leur formation a dû recevoir un nouveau jour de la chimie moderne; c'est ce qu'a
fort bien senti l'Académie royale des sciences
de Lyon. Pour répondre à ses vues, j'ai moins

consulté mes forces que mon amour pour la science. En conséquence, je me suis livré à de nouvelles recherches et à l'analyse de l'air des marais, des égouts, des latrines, des écuries, des bergeries, et des lieux où régnait la fièvre jaune. Mes expériences eudiométriques ont été faites sur l'air des marais de Salces et de la Salanque, dans le Roussillon ; de l'étang Pudre et du Cercle, près de Narbonne ; de Vic, de Pérols et de Capestang dans le département de l'Hérault, ainsi qu'en Espagne.

Les marais, a dit fort spirituellement le rédacteur des Annales européennes, peuvent être considérés comme les plaies infectes de la terre d'où s'élèvent, à de grandes distances, la langueur et la mort. Les plus fameux de l'Europe sont ceux de Moscovie, situés à la source du Tanaïs, et ceux de Finlande, connus sous les noms de Savolax et Enasack. Ceux qu'on trouve en Hollande et en Westphalie occupent aussi une vaste étendue.

En Asie, les plus remarquables sont les Palus-Méotides, ceux de la Tartarie et de l'Euphrate. Généralement parlant, on peut dire qu'il y en a moins en Asie et en Afrique qu'en Europe.

L'Angleterre en a plusieurs ; les plus considérables sont dans la province de Lincoln, près de la mer.

L'Espagne n'en est pas exempte ; les principaux sont dans l'Andalousie.

En Italie, les Marais-Pontins s'étendent sur une surface de huit lieues de longueur sur deux de largeur, ce qui fait environ cent mille arpens. Ils sont placés parmi les principaux d'Europe. Ils sont entretenus par les eaux des fleuves *Amaseno* et *Niusa*, par celles de l'*Aqua-Pasza*, et des torrens de *Treppia*, de *Fossa di Cisterna*, et les eaux sulfureuses d'*Aqua-Puzzo*, etc. [1].

En France, les marais occupent une étendue d'environ quinze cent mille arpens. Suivant un calcul approximatif, ces sources de destruc-

---

[1] On comptait jadis dans la contrée où sont situés les Marais-Pontins, vingt-trois villes et un grand nombre de villages ; elle passait même pour une des plus fertiles de l'Italie. Depuis la formation de ces marais, la dépopulation a changé la face de ce pays. Leur vrai nom est celui de Marais *Contins* ou *Comptina palus*; il vient de *Pometia*, jadis ville considérable qui existait même avant Rome au lieu qui est connu aujourd'hui sous le nom de *Vesa* ou *Mezia*, maintenant simple pêcherie. Les terres qui environnaient cette ville étaient désignées par celui d'*Ager pometinus*; et c'est de là que sont venus les noms de *Palus pometina*, *Pomptina* et *Pontina*. (Annales europ., tom. II.)

tion, converties en terres labourables, donneraient un revenu annuel de sept millions, nour-
riraient plus d'un million d'habitans, contri-
bueraient à la conservation de l'espèce humaine, et prolongeraient le terme moyen de
la vie. Les plus étendus sont ceux de Brouage
et de Rochefort.

Pour plus de clarté, j'ai divisé cet ouvrage
en cinq parties. Dans la première, je traite de
l'influence de l'air pur et de l'air vicié sur l'é-
conomie animale. Dans la deuxième, des causes qui favorisent ou empêchent la formation
des émanations marécageuses. Dans la troisième, de la nature de ces émanations, et de la
manière dont elles altèrent ou infectent l'air.
Dans la quatrième, de son action sur l'économie animale. Dans la cinquième, des moyens
propres à détruire les effluves marécageux, et
à se préserver de leurs funestes effets.

Nous avons plusieurs bons ouvrages sur cet
important sujet, et le mérite de leurs auteurs
rend la tâche que je me suis imposée bien difficile à remplir; mais, comme a dit le comte
Volney [1], le champ est vaste et riche; il reste
des parties neuves où l'on peut moissonner,

[1] Voyage en Syrie et en Égypte.

et peut-être, sur les objets déjà connus, ne sera-t-on pas fâché d'entendre deux témoins.

L'Académie de Lyon proposa cette question en 1819; aucun Mémoire n'ayant été jugé digne du prix, elle la remit au concours en 1820, et rendit ce prix double. M. Herpin et moi eûmes l'honneur de l'obtenir. Depuis cette époque, j'ai recueilli des matériaux propres à fortifier les faits que j'avais annoncés et l'opinion que j'avais émise; j'ai cru devoir les consigner ici afin de rendre cet ouvrage plus digne de la bienveillance de cette savante Compagnie.

PREMIÈRE PARTIE.

De l'influence de l'air pur et de l'air vicié sur l'économie animale.

Si l'air dans son état de pureté est l'agent indispensable à la vie de l'homme, des animaux et des végétaux; si, par les services infinis qu'il nous rend, il est une des causes les plus utiles à notre existence, il devient au contraire le fléau de l'espèce humaine lorsqu'il est vicié par des substances hétérogènes connues sous le nom de *miasmes ou effluves marécageux*, etc.

> ....Un peu d'air que le feu raréfie,
> Pour le corps animal est un germe de vie ;
> De ses propriétés le merveilleux concours,
> Est l'ame, l'aliment, le soutien de nos jours.
> Mais si quelque vapeur de venin infectée,
> Change son souffle pur en haleine empestée,
> Des maux de tout un peuple il est l'affreux levain :
> Notre conservateur devient notre assassin [1].

[1] Dulard, de la Grandeur de Dieu dans les merveilles de la nature.

C'est une vérité qui se trouve bien démontrée dans un grand nombre d'ouvrages écrits d'après l'observation, tels que ceux d'Hippocrate, Zimmerman, Lancisi, Lind, Lautter, Barthés, Werlhof, Baumes, Pringle, Ingenhouz, Rigaud de Lisle, etc.

Lorsqu'il règne, dit Hippocrate, une maladie épidémique, ce n'est pas le régime qui la cause, mais l'air que nous respirons, et alors on ne peut révoquer en doute qu'il n'y ait dans l'air une exhalaison vicieuse [1]. Thouvenel, enchérissant sur le père de la médecine, s'exprime en ces termes [2] : « Je ne détaillerai point les » effets de l'air dans la production des diverses » maladies; il n'en est peut-être point, tant de » fluides que de solides, de toutes celles qui » tiennent au système sanguin, lymphatique, » cellulaire ou nerveux, de celles même de » l'ame, sur lesquelles cette substance altérée » n'ait une influence plus ou moins directe. » Avant lui, d'autres auteurs avaient été si loin, qu'ils n'avaient pas craint d'attribuer l'origine de la vérole à une contagion répandue dans l'air par suite du débordement des eaux qui eut lieu sous le pape Alexandre VI, pendant que

[1] *De Naturâ hominis.*

[2] Mémoire chimique et médical sur l'air.

Charles VIII asservissait l'Italie ; Fracastor même a partagé en partie ce sentiment [1]. De telles erreurs ne méritent point d'être réfutées. Si l'on parcourt, disent MM. Fournier et Begin [2], la plupart des pays qu'une constante insalubrité rend redoutables aux étrangers qui les fréquentent, et même aux habitans qui y sont acclimatés, on verra toujours des marais ou d'autres causes analogues donner lieu à l'explication de ces phénomènes.

Voltaire, que l'étendue de ses connaissances doit faire regarder comme une autorité respectable, dit que l'Amérique n'a jamais pu être aussi peuplée que l'Europe et l'Asie, parce qu'elle est couverte de marécages immenses qui en rendent l'air très-malsain [3]. Appuyons maintenant ces vérités par des faits authentiques ; ils ne sont malheureusement que trop nombreux.

La ville de Kingston, à Saint-Vincent, doit son insalubrité à sa position près d'une mare. L'île de Mozambique, située sur la côte orientale de l'Afrique, et destinée par les Portugais à

---

[1] Traité de l'opinion de Legendre, et Fracastor, *de Syphilide, seu de morbo gallico.*

[2] Dictionnaire des sciences médicales.

[3] Essai sur les mœurs des nations.

servir de refuge aux criminels, reçoit une telle insalubrité des marais, que, d'après MM. Fournier et Begin, cinq à six ans de séjour sont, pour les malheureux qu'on y transporte, une très-longue vie.

Aquilée, Acerra, Brindes, etc., villes jadis très-florissantes de l'Italie, ont dû leur destruction à la funeste influence des marais [1]. Ce fait peut s'appliquer à tout le pays habité par les Volsques [2]. Pringle et Lind nous apprennent que des armées considérables ont été détruites par des fièvres putrides et par des dyssenteries, pour avoir campé dans des pays marécageux; ce dernier assure même que des vaisseaux, qui avaient jeté l'ancre près des eaux stagnantes ou dans des havres resserrés, ont perdu leurs équipages presque en entier. Lancisi rapporte que trente personnes ayant été faire une partie de plaisir vers l'embouchure du Tibre, le vent ayant changé tout-à-coup et soufflé du midi sur des marais infects, vingt-neuf d'elles furent atteintes d'une fièvre tierce. Raynal [3] cite des

[1] Lacisi *de Noxiis paludum effluviis.*

[2] La Condamine, Mémoires de l'Académie royale des sciences, 1757.

[3] Recherches sur les établissemens des Européens dans les deux Indes.

colonies européennes transplantées à la Ja-
maïque, qui périssaient si vite qu'il fallait les re-
nouveler tous les dix ans. Cette mortalité cessa,
et la durée de la vie y fut presque aussi longue
qu'en Europe, lorsque les marais furent desséchés et le sol cultivé. Dans cette même île,
on avait établi l'hôpital de Greenwich près d'un
marais qui le rendait si malsain, que la moindre
indisposition donnait lieu à la fièvre jaune,
tandis que les malades qui se trouvaient à bord
des vaisseaux se rétablissaient promptement.
De même que l'île Mosambique, celle de Sar-
daigne était destinée aux Romains exilés, et son
insalubrité, causée par les marais, en rendait le
séjour très-périlleux. Tout le monde connaît les
funestes effets des Marais-Pontins sur une partie
de l'Italie. On lit dans Diodore de Sicile qu'au
siége de Syracuse l'armée des Carthaginois
éprouva les plus grands ravages d'une fièvre
pestilentielle, pour avoir établi son camp sur
les bords d'un marais infect. M. Ives cite
un trait digne de figurer dans les annales des
peuples les plus féroces. Lorsque les Arabes,
dit-il, veulent exercer quelque vengeance sur
les Turcs de Bassora, ils crèvent les chaussées
de la rivière et inondent la plaine. L'eau laisse
par l'évaporation une mollasse infecte qui vicie

tellement l'air, qu'il en résulte une épidémie très-meurtrière. Pendant le séjour qu'il y fit, il périt quatorze mille habitans de cette manière ; de tous les Européens qui s'y étaient fixés, trois seulement en furent délivrés [1].

Si nous consultons l'excellent ouvrage du professeur Baumes [2], nous verrons que Vic, qui, au commencement du dix-huitième siècle, était composé de sept à huit cents maisons, en compte à peine trente. Pérols, Frontignan, Mireval, jadis jolies petites villes situées sur la côte de Cette à Montpellier, ne sont plus, au rapport du même auteur, que de très–mauvais villages que la misère et l'abandon assiégent. Je ne puis m'empêcher de retracer ici le tableau aussi énergique qu'affligeant qu'il en a donné. « Les infortunés qui les habitent se » croient poursuivis par un destin fatal et iné- » vitable ; ils ne cherchent pas même à lutter » contre le danger. De grandes maisons aban- » données et tombant en ruines, quelques ha- » bitans dispersés çà et là parmi tous ces dé- » bris; des enfans languissans, le spectacle

[1] Abrégé des Transactions philosophiques, mat. méd. et pharm., tome II.
[2] Mémoire sur l'air marécageux, ouvrage couronné par la Société royale de médecine de Paris.

» soutenu des figures livides et des personnes
» agonisantes, à chaque instant tout retrace
» au malheureux le tableau de la plus triste
» désolation ; on n'y connaît point ces douces
» jouissances qu'éprouvent ailleurs deux ou
» trois générations réunies sous le même toit. »

Ce qui prouve d'une manière incontestable
la funeste influence des marais sur l'économie
animale, c'est que la partie des villes et des
villages qui se trouve placée sous leur vent,
est toujours la plus sujette aux maladies et la
moins peuplée. Entre plusieurs exemples, je
citerai les deux suivans :

Toulon ayant à l'est et à l'ouest quelques
terrains marécageux, les fièvres intermittentes
sont beaucoup plus communes dans le quar-
tier vieux, qui est le moins salubre. Narbonne [1] a, à son sud-est, quart au sud, et à la partie la plus basse de son territoire, un marais
connu sous le nom de *Cercle*. Les médecins de
cette ville ont tellement reconnu son influence
sur les maladies qui ont régné dans Narbonne,
que dans leurs rapports faits au conseil muni-

---

[1] J'ai consigné ce fait dans ma Dissertation sur l'air
atmosphérique, et dans deux Mémoires adressés à la
Société de médecine de Montpellier et à la Société
royale de Varsovie.

cipal, les 29 messidor an IX et floréal an X, ils l'ont considéré comme un foyer d'infection pour ses habitans. Lorsque les fièvres intermittentes y règnent, la partie de cette ville, dite Lamourier, qui est sous le vent de ce marais, en est le plus affectée.

Condorcet cite un fait qui seul prouverait les effets délétères des marais, s'ils pouvaient être révoqués en doute [1]. Il raconte que vers la fin du dix-septième siècle, ou au commencement du dix-huitième, le parlement ayant ordonné une enquête dans une paroisse marécageuse pour constater un événement qui avait eu lieu quarante ans auparavant, on ne put trouver aucun individu qui en eût été témoin. Enfin un grand nombre de médecins ont attribué à l'air des palus une si terrible influence sur l'espèce humaine, qu'il en est plusieurs, parmi lesquels je me bornerai à citer les docteurs Salva, Campmany, Oller, Porta, Mir, Piguillem, etc., qui pensent que la fièvre jaune, qui a régné en 1821 à Barcelone, est indigène et due à l'insalubrité du port. Dans l'ouvrage que je vais publier à ce sujet, je démontrerai jusqu'à quel point cette opinion est fondée.

A côté de cet affligeant tableau, plaçons-en

[1] Gazette de santé, 1775.

un plus consolant pour l'espèce humaine. En effet, les Tables des mémoires du canton de Berne par Muret [1], nous apprennent que, sur quarante-trois paroisses du district de Vaud, la moitié des habitans parvient à l'âge de quarante-un ans. Le docteur Richard Price assure que dans Ackworth, une moitié des habitans nés sur cette paroisse vit jusqu'à l'âge de quarante-six ans [2].

Les effluves marécageux ne se bornent pas à causer des maladies épidémiques; ils abrégent en même temps la durée de la vie. L'abbé Rozier [3] assure que l'âge le plus avancé auquel, dans la Basse-Bretagne, un homme puisse parvenir, est cinquante ans, et que, dans ce cas, sa vieillesse est égale à celle d'un homme qui en aurait quatre-vingt-dix dans un pays sain. On a prouvé par l'observation et le calcul que, dans les pays marécageux, le terme moyen de la vie est de cinq à six ans plus court que dans les contrées non marécageuses. Si nous jetons un coup-d'œil sur la table indica-

[1] Année 1766.
[2] Observations sur la différence entre la durée de la vie humaine dans les villes et dans les campagnes; (*Transactions philosophiques* de la Société royale de Londres.)
[3] Cours d'agriculture, tome IV.

tive de la vie moyenne des hommes et des femmes, dressée par M. le marquis de Condorcet, nous verrons que :

Dans les Paroisses marécageuses . . .	La vie moyenne de l'homme est de 16 3/4	La vie moyenne de la femme est de 19 1/4	La vie moyenne commune. 18
Dans les Paroisses non marécageuses.	22 3/4	23 1/4	23

Montpellier, qui passe, avec juste raison, pour une des villes du Midi où l'air est le plus salubre, est remarquable par sa longévité, suivant Mourgues [1].

La vie moyenne des hommes y est de 24 ans 3 m. 15 j. 1/3	La vie moyenne des femmes y est de 28 ans 3 m. 28 j. 3/4	Terme moyen. 26 ans 3 m. 20 j. 3/7

L'influence d'un tel climat sur la durée de la vie n'a pas échappé à d'Aigrefeuille et à Poitevin [2]. Ces deux historiens rapportent que les jésuites les plus avancés en âge demandaient presque tous la résidence de Montpellier, ce qui fit dire à un de leurs généraux: *Quid est illud Monspelium ad quod omnes senes accurrunt tanquam ad arborem vitæ ?* Le

[1] Histoire de Montpellier, 2e partie.
[2] Essai sur le climat de Montpellier.

voisinage de Vic, Mireval et Perols, situés au sud-est de Montpellier, démentirait cette assertion, si le vent de nord-ouest qui souffle le plus souvent à Montpellier, et qui, pour me servir d'une expression vulgaire, balaie l'atmosphère, ne tendait à éloigner de cette ville leurs vapeurs meurtrières. Cette propriété des vents est connue de temps immémorial ; c'est ce qui a fait dire à Sénèque que Dieu les fait servir à purifier l'air : *Ventos disposuit ut aera redderent vitalem* [1]. Le Psalmiste avait déjà annoncé que Dieu tirait les vents de ses trésors : *Qui eduxit ventos è thesauris suis* [2].

Il est bien démontré que la durée de la vie est en raison directe de la salubrité des lieux qu'on habite et de l'éloignement des marais. Suivant le docteur Price, dans le pays de *Vaud*, qu'il regarde comme le plus salubre de l'Europe :

ou compte 1 vieillard de 80 ans sur 21 1/2 personnes. Montpellier l'emporte de beaucoup et doit être placé au 1er rang, puisque, suivant Mourgues, on y compte 1 *id.* sur 15 1/2

[1] *Nat. quæst., lib. V.*
[2] *Psalm.* 135, *v.* 7.

Dans la Marche
de Brandebourg   1 vieillard de 80 ans sur   22 1/2 personnes.

A Breslaw ,	1	*id.* sur	36
A Berlin ,	1	*id.* sur	37
A Paris ,	1	*id.* sur	39 1/2
A Londres ,	1	*id.* sur	40
A Vienne ,	1	*id.* sur	41
A Madrid ,	1	*id.* sur	41 1/4

En Provence , lors
du recensement qu'on
fit ,   1   *id.*   sur 130

Et dans les lieux ma-
récageux ,   1   *id.*   sur 6000

A ce tableau, joignons celui de mortalité recueilli dans plusieurs villes d'Europe, afin de prouver d'une manière évidente l'influence des marais sur la durée de la vie.

Suivant le docteur Price, il meurt annuellement

à Londres [1],	1 personne sur	20 3/4
A Stockholm [2],	1	sur 19
A Rome [3],	1	sur 21 1/2
A Northampton [4],	1	sur 26 1/2
A Breslaw [5],	1	sur 34

[1] Le recensement a été fait pendant dix années. Le docteur Halley, qui s'est occupé du même objet, porte cette mortalité à 1 sur 30.

[2] Pris sur six années.

[3] Pris sur dix années.

[4] Pris sur dix années.

[5] Pris sur dix années.

Au pays de Vaud [1] ,	1	sur 45
A l'île de Madère [2] ,	1	sur 50
A Manchester [3] ,	1	sur 28

Suivant le docteur Percival, dans les paroisses environnantes, il n'en meurt tout au plus que 1 sur 56

Price croit plus exact de le porter à 1 sur 46

Il est constant que dans les grandes villes le nombre des morts est au nombre des habitans,

depuis 1 à 19 jusqu'à 1 à 23

Dans les villes de 2ᵉ et 3ᵉ ordre,

1 à 24 jusqu'à 1 à 28

Dans les villages ce nombre est à peine depuis

1 à 40 jusqu'à 50

Raymond a trouvé qu'à Marseille le terme moyen de la durée de la vie est d'environ vingt-deux ans, et dans le reste du territoire de trente-huit.

Cette différence entre la durée de la vie dans les villes et dans les campagnes, doit être attribuée autant à l'insalubrité de l'air, causée dans les villes par les égouts, les immondices, l'air stagnant dans les rues sales, étroites et mal alignées, qu'à la débauche et à la vie irrégulière des habitans.

De temps immémorial on a observé que les pays élevés et les plus éloignés des marais

[1] Pris sur dix années.

[2] Pris sur huit années par le docteur Heberden.

[3] Transactions philosophiques.

étaient toujours les plus sains. Buffon a démontré que les montagnes d'Auvergne, d'Écosse,
de Galles et de Suisse, ont fourni plus d'exemples de vieillesses extrêmes, que les plaines de
Flandre, d'Allemagne et de Pologne. L'on
doit cependant convenir que la température du
climat qu'on habite influe beaucoup sur la
durée de la vie. Dans les pays chauds, elle
est plus courte. Ainsi, dit le célèbre Barthés, la Suède, la Norwége, le Danemarck
et l'Angleterre, sont sans contredit les pays
qui, dans les derniers temps, ont produit les
hommes qui sont parvenus à la plus grande vieillesse : on a pu y voir des vieillards de cent trente,
cent quarante, cent cinquante ans et même au-
delà. Hufeland assure que, dans un climat plus
au nord, un degré de froid plus considérable
est contraire à la vie, puisqu'en Islande et en
Sibérie, les hommes vivent tout au plus
soixante ou soixante-dix ans [1]. On peut conclure des observations précédentes, que les
lieux élevés sont exclusivement les plus sains.
Plusieurs physiciens ont avancé [2] que l'élévation moyenne entre deux à trois cents toises

---

[1] Hufeland, Art de prolonger la vie humaine.

[2] Dictionnaire physique de l'Encyclop. méthodique.

au-dessus du niveau de la mer, était celle où l'air était le plus favorable à la santé, et que l'air des montagnes élevées de cinq à six cents toises au-dessus de la mer était plus vicié que celui des plaines basses. Je ne saurais partager cette opinion; pour me convaincre jusqu'à quel point elle était fondée, j'ai entrepris plusieurs expériences eudiométriques sur le sommet du Canigou, qui, après le Pic-du-Midi, est la plus haute montagne des Pyrénées [1], et je me suis convaincu que l'air y était aussi pur que celui des vallées qui l'entourent. A l'appui de mes expériences, j'en citerai une du plus grand poids, c'est celle de M. Gay-Lussac, qui, dans une ascension aérostatique, prit de l'air à une élévation de plus de six mille quatre cents mètres au-dessus de Paris, et prouva qu'il ne différait en rien, par ses principes constituans et par leur quantité respective, de celui qu'il recueillit à la surface de la terre. Thomson assure à ce sujet que les proportions des gaz, qui concourent à la composition de l'air, sont donc invariables et tou-

---

[1] Le Pic-du-Midi, mesuré géométriquement par Lalande, est de 9032 pieds ou 2934 mètres, et celle du Canigou, d'après Cassini et Lambert, de 8547; d'après Mechain, de 8558, ou 2780 mètres.

jours les mêmes dans tous les lieux et à toutes les hauteurs [1]. Quelques auteurs ont assigné des bornes que les effluves marécageux et la fièvre jaune ne peuvent dépasser. En effet, M. de Humboldt [2] a remarqué que la ferme de l'Encero, située au-dessus de la Vera-Cruz, est étrangère à l'insalubrité qui règne sur toute la côte, et que la hauteur de cette ferme, qui est de neuf cent vingt-huit mètres, est la limite supérieure de la fièvre jaune. M. Rigaud-de-l'Isle a cherché a établir celle où les effluves marécageux cessaient d'exercer leurs ravages; laissons-le parler lui-même : Le Monte-Mario, qui touche Rome et participe à toute l'insalubrité du pays, est, suivant M. Breyslack [3], à cent quarante-huit mètres d'élévation au-dessus du niveau de la mer. Tivoli, qui se trouve à deux cent huit mètres, est infiniment plus salubre, et Sezze, dont les habitans paraissent hors de ses atteintes, est, suivant M. de Prony, à trois cent six mètres au-dessus des Marais-Pontins. Le village de Saint-Félice, situé sur la montagne de Circé, de l'autre côté des marais, à une hauteur de cent quatorze

---

[1] Système de chimie, tome VI.
[2] Essai politique sur la Nouvelle-Espagne.
[3] Voyage dans la Campanie, tome II.

mètres, et les environs de la place de Ter-
racine, qui n'en sont qu'à trente-huit mètres,
sont les plus exposés à la maligne influence
des miasmes qui s'en élèvent. Il semble donc
que les limites auxquelles ils cessent d'exercer
leur action, sont entre deux cent huit mètres
et trois cent six au-dessus du niveau des lieux
d'où naît l'infection.

· L'air pur influe non-seulement sur la durée
de la vie, mais il est encore regardé comme
un grand moyen curatif dans le traitement
de plusieurs maladies. C'est en vertu de cette
propriété que le père de la médecine en-
voyait ses malades respirer l'air salutaire de
l'île de Crète, connue aujourd'hui sous le nom
d'île de Candie. Les Chinois étaient si convaincus de ses bons effets, qu'on les a vus aller
remplir des ballons d'air sur les hautes montagnes pour les vendre aux habitans des villes [1].
Bordeu a préconisé l'air vierge des montagnes, et Rousseau n'a pas craint de dire :
« Lorsque vous me verrez mourant, portez-
moi au pied d'un chêne, je vous promets que
j'en reviendrai. »

Hippocrate était si pénétré du rôle im-

[1] Thouvenel, *loco citato*, et ma Dissertation sur l'air.

portant que l'air joue dans l'économie animale, qu'il le désigne comme le premier aliment du corps. *Corpora omnia tum hominum*
tum reliquorum quoque animantium à triplice
nutrimento sustentantur. Horum autem nutri-
mentorum nomina hæc sunt : cibus, potus, spi-
ritus qui sanè maximus est in omnibus quæ
corpori accidunt et autor et dominus [1].

L'air influe aussi sur l'accroissement de l'espèce humaine. Dans les pays marécageux, la
plupart des hommes sont pâles, et, pour ainsi
dire, étiolés. Ils sont cachectiques et traînent
une vie languissante ; leurs facultés intel-
lectuelles se développent moins facilement [2],
et même s'altèrent chez les individus qu'on
transplante dans les terrains marécageux [3].
Dans les pays sains, au contraire, ils sont plus
vigoureux, plus grands, plus forts, plus agi-
les et plus spirituels. *L'abbé Grozier* a remarqué qu'à la Chine, dans la province de *Kiang-si*,
qui est couverte de montagnes, la population
est telle, que, malgré la fertilité du sol, il
peut à peine fournir à la subsistance des habitans. Les hommes, ajoute-t-il, ont l'esprit

[1] *Hipp., de Flatibus.*
[2] Lancisi et Baumes, *loco citato.*
[3] Daignan, Recueil d'observat. de médecine milit.

vif et solide, et le talent de parvenir rapide-
ment aux dignités de l'état; il a observé aussi
que dans celle de Chian-si où l'on trouve plusieurs montagnes, dont quelques-unes sont
inhabitables, les naturels approchaient plus
de la perfection que dans les autres parties de
ce vaste empire [1].

Sonnini rapporte aussi que les Turcs qui habitent l'île de Candie deviennent d'une sta-
ture plus belle que partout ailleurs, et que
les Turques y sont d'une plus grande beauté [2].

Il est enfin des auteurs qui ont porté si loin
les vertus de l'air pur, que Wecker n'a pas
craint d'avancer qu'il était l'élément de notre
corps et de notre esprit : « *Aer tum corporum,
tum spirituum nostrorum elementum est* [3]. »

Aux effets désastreux de l'air marécageux,
j'ai oublié d'ajouter une observation conso-
lante pour l'espèce humaine : c'est qu'il n'est
point nuisible à la fécondité [4].

Je ne pousserai pas plus loin cet examen;

[1] Description générale de la Chine, tome I.

[2] Voyage en Grèce et en Turquie, tome I.

[3] *Antidot. gen. et spec.*

[4] Mémoire de la Société royale de médecine, Condorcet, Baumes, etc.

je crois avoir suffisamment démontré la différence d'action de l'air pur et de l'air vicié
sur l'économie animale. Je vais maintenant
parler des causes qui favorisent la formation
des gaz marécageux et de celles qui s'y opposent.

DEUXIÈME PARTIE.

Des causes qui favorisent la formation des émanations marécageuses, et de celles qui s'y opposent.

———

AVANT de décrire la nature des émanations marécageuses, il est bon de jeter un coup-d'œil sur la composition de l'air atmosphérique et sur l'influence qu'il exerce dans la décomposition des corps.

On donne le nom d'atmosphère à cette masse gazeuse formée de tous les corps susceptibles de rester en suspension ou à l'état de gaz au degré de pression et de température sous lequel nous vivons [1], et celui d'air atmosphérique à ce fluide élastique qui, abstraction faite de toutes les exhalaisons et de tous les corps étrangers qu'il contient, enveloppe de toutes parts le globe terrestre, pénètre dans les abîmes les plus profonds, fait partie de tous les corps et adhère à leur surface. D'après

[1] Lavoisier, Traité élém. de chimie, tome Ier.

cet aperçu, il est aisé de juger du grand rôle
qu'il joue dans la nature. En effet, sans le secours de l'air, aucun être organique ne saurait
vivre. Avant que la chimie pneumatique eût
démontré la décomposition de l'eau, l'opinion
de tous les physiologistes était que les poissons
respiraient au moyen de l'air contenu dans ce
liquide. Depuis cette époque, plusieurs savans,
parmi lesquels je me contenterai de citer Ri-
cherand [1], ont pensé qu'ils respiraient en dé-
composant l'eau et s'emparant de son oxigène.
Les expériences de MM. Priestley, Spallanzani,
Humboldt et Provençal [2], ont démontré cette
erreur et confirmé l'opinion des premiers. Un
fait qui vient à l'appui de leur sentiment, c'est
que, lorsque l'eau vient à se geler dans un vi-
vier, le poisson ne tarde pas à périr, si l'on ne
rompt bientôt la glace.

Les animaux et les végétaux, placés dans le
vide, ne tardent pas à périr; l'accroissement
même de ces derniers dépend en partie de la
grande masse d'air qui les enveloppe. Cela est
si vrai, que sur les montagnes très-élevées,
la hauteur des arbres ne dépasse pas celle de

[1] Nouveaux Élémens de physiologie, tome II, page 384.
[2] Recherches sur la respiration des poissons; Mémoires de la Société d'Arcueil, tome II.

nos arbrisseaux [1]. La Condamine nous apprend qu'à une élévation de 2,000 toises, on ne rencontre jamais d'arbres, mais seulement un gazon très-clair dont la hauteur est égale à celle des mousses; et qu'à celle de 2,300, la végétation est nulle. M. de Humboldt a publié un essai fort intéressant sur la géographie des plantes. Nous devons aussi à M. Ramond plusieurs bons Mémoires sur le même sujet [2]. M. Decandolle vient enfin de publier un travail très-étendu sur la géographie des plantes en France [3], dans lequel il paraît ne pas considérer l'action de l'air comme cause de ce phénomène. Voici la manière dont il l'explique :

1°. Le degré de rareté de l'air atmosphérique, considéré indépendamment de toute autre circonstance et entre le niveau de la mer et la limite des neiges éternelles, ne paraît pas avoir d'action directe bien essentielle sur la géographie des plantes.

2°. La géographie des plantes des régions est principalement déterminée par la température moyenne et par ses phases annuelles.

3°. Comme la latitude moyenne d'un lieu

[1] Transact. philos., tome XL, page 654.
[2] Annales du Muséum d'histoire naturelle.
[3] Mémoires de la Société d'Arcueil, tome III.

donné se détermine par la latitude, la hauteur absolue et l'exposition, il suit que plus on est près de l'équateur, et plus, par conséquent, la latitude et l'exposition ont d'importance, plus la hauteur absolue influe sur l'habitation des plantes, tandis qu'elle perd de son importance à mesure qu'on approche des pôles.

4°. Les phases annuelles de la température, comme aussi l'intensité de la lumière et de la sécheresse, établissent les plus grands rapports entre la végétation des pays très-élevés et celle des pays septentrionaux.

5°. Les plantes annuelles et bisannuelles, ou, pour parler plus exactement, celles qui ne fructifient qu'une fois, deviennent d'autant plus rares à mesure qu'on s'éloigne de l'équateur ou du niveau de la mer. Dans nos climats, il en est très-peu qui s'élèvent au-dessus de 1,200 mètres.

6°. En partant du calcul approximatif que, dans nos climats, 180 à 200 mètres de hauteur absolue influent sur la température moyenne à peu près comme un degré de latitude, on arrive à fixer aussi bien les limites correspondantes des végétaux dans l'échelle des hauteurs et dans celle des latitudes.

Toutes ces circonstances, si bien décrites

par M. Decandolle, peuvent avoir une action directe sur la géographie des plantes, mais ne prouvent pas d'une manière évidente l'influence que le degré de rareté de l'air peut exercer sur leur accroissement [1].

Les animaux aquatiques résistent plus ou moins de temps à l'épreuve du vide; mais ils finissent par succomber. Nous savons aussi qu'il en est qui peuvent vivre quelque temps sans le contact de l'air. Buffon en a fait la curieuse expérience sur des chiens lévriers. Il en est de même de l'homme. Hérodote dit qu'un nommé Scyllias faisait aisément deux lieues sous mer. Cet auteur assure encore que Didion, surnommé le Rousseau, jouissait de cette propriété, et qu'il pourchassait les poissons entre deux eaux. Diemerbroek parle d'un homme qui passait demi-heure sous l'eau.

[1] D'après Cassini, aucun animal ne peut vivre à une élévation de 2,446 toises. Je ne sais jusqu'à quel point cette opinion est fondée; ce qu'il y a de bien certain, c'est qu'elle ne saurait s'appliquer à l'homme, puisque, dans le Pérou, les Espagnols sont parvenus sur le sommet d'une montagne dont la hauteur est égale à 2,935 toises, et que les savans chargés de mesurer la terre sous l'équateur, ont resté long-temps sur la crête du *Pichincha*, qui s'élève à 2,471 toises, sans en éprouver le moindre danger.

3*

Radzivil [1] assure qu'on a vu des pêcheurs égyptiens rester quelquefois des journées entières sous l'eau, sans venir respirer à sa surface. *Alexander ab Alexandro,* Pontanus et Kirker [2] en citent un exemple bien difficile à croire, c'est celui d'un homme surnommé Poisson-Colas, qui demeurait sous l'eau pendant quatre à cinq jours. Sa hardiesse était telle, qu'il eut la témérité de se précipiter dans le gouffre de Carybde pour aller prendre une coupe d'or que Frédéric, roi de Sicile, y avait jetée dans ce dessein. Il y avait déjà trois quarts d'heure qu'il était dans l'eau, on désespérait de le revoir, quand il parut avec la coupe. Ce fameux plongeur finit pourtant par être victime de ses imprudences ; car ayant voulu plonger de nouveau dans ce gouffre, dans l'intention de gagner une somme d'argent que ce même roi venait d'y jeter, il fut englouti par les flots. Dulac [3] rapporte un fait bien plus extraordinaire. En 1674, François de la Vega, dit-il, âgé de 15 ans, nageant avec ses amis, disparut tout-à-coup, et

---

[1] Haller, Comment. sur Boërhaave.

[2] *Mund. Subterr.* Essai sur les propriétés de l'air par Roulland, et ma Dissertation sur l'air.

[3] Méth. d'hist. naturelle, tome V, page 1.

ne revint sur l'eau qu'en 1679. Il se nourrit
pendant ce temps avec des poissons crus. De
nos jours, un scélérat a tiré parti de cette faculté pour commettre des forfaits dont les annales du crime n'offrent aucun exemple. Pro-
fitant de la facilité de pouvoir rester long-
temps sous l'eau, il se glissait dans les endroits
palissadés où les dames indiennes de Calcutta
vont se baigner; il en saisissait une par les
jambes, la noyait et la dépouillait de ses bi-
joux. On la croyait enlevée par des crocodiles.
Une demoiselle parvint à lui échapper. On se
saisit de cet assassin, qui fut pendu en novembre 1817. Il avoua qu'il y avait sept ans qu'il
exerçait cet horrible métier [1]. On pourrait, d'a-
près ces exemples, penser que le *trou botal*
n'était pas totalement fermé chez ces individus, et qu'ils pouvaient, comme les poissons,
jouir de la propriété de respirer dans l'eau au
moyen de l'air qu'elle contient. Je suis cependant forcé de convenir que cette assertion est
bien loin de donner la solution de ce problème, surtout si nous considérons que, chez
d'autres individus, l'action vitale peut être sus-
pendue plus ou moins de temps. Personne
n'ignore qu'il est des noyés qu'on rappelle à la

[1] Suppl. au journal de Lyon, 26 mai 1821.

vie, après avoir resté jusqu'à quarante-huit heures dans l'eau, tandis que d'autres sont asphyxiés sans retour, au bout de quelques minutes [1].

« La conservation des mouvemens toniques, a dit mon illustre maître et ami, M. le chancelier Barthès [2], quoique extrêmement faibles, a pu être le seul moyen qui ait empêché la putréfaction dans certains cas de mort apparente, tels que ceux qu'a recueillis Bruhier, de personnes qu'on a rendues à la vie après qu'elles avaient perdu, pendant plusieurs heures et même pendant plusieurs jours, le pouls, la respiration et la chaleur naturelle. »

Camerarius et Mauchart citent une femme hystérique qui fut pendant six jours dans un état de mort apparente, et qui ne donnait d'autre signe de vie qu'une légère chaleur au creux de l'estomac. M. Barthès [3] rapporte deux faits très-curieux, l'un d'une dame qui, à la suite d'un accès de catalepsie, resta sans

---

[1] *In undis submersis, post octo et quadraginta horas recreati revixere. Forestus, Observ. med. lib.* 17, *observ.* 9. Cette assertion doit nous engager fortement à tenter toujours de rappeler les noyés à la vie.

[2] Nouveaux Élém. de la science de l'homme, tome III.

[3] *Loço citato.*

pouls et sans respiration. Ne pouvant lui tirer du sang en lui ouvrant la veine, on la jugea morte, et l'on fit les apprêts de son enterrement. Elle fut cependant rappelée à la vie par des stimulans, et lorsqu'elle fut complétement rétablie, elle déclara qu'elle avait vu tous les préparatifs qu'on faisait pour l'ensevelir. Je n'ai point formé de doute, ajoute-t-il, sur la vérité de cette histoire épouvantable, d'autant plus que j'ai eu une connaissance très-particulière d'un fait exactement pareil, qui arriva à madame Margouet, de Montpellier. Les Mémoires de l'Académie royale des sciences [1] font mention d'une léthargie dans laquelle tomba un Irlandais, qui dura six mois.

Si ces faits ne sont pas suffisans pour prouver le danger des inhumations précipitées, et la nécessité d'un règlement propre à nous préserver du malheur d'être enterrés vivans, je citerai les suivans, que j'ai pris parmi une foule d'autres qui sont aussi intéressans que connus [2].

[1] Ann. 1713.

[2] L'on n'ignore point que Moïse recommandait de garder les morts pendant trois jours. Une dame espagnole voulut qu'on observât à son égard cette règle : son mari, fidèle exécuteur testamentaire, s'y conforma ; mais de peur sans doute qu'elle ne revînt à la vie, il la fit ou-

Première observation.

Une dame du palais de la reine, éminemment douée de cette constitution qu'on appelle nerveuse, tombe malade quand Barthès,
son médecin, malade lui-même, se voit privé
de lui donner ses soins. Une agonie rapide la
jette dans un état de mort; les larmes ont coulé; son cercueil se prépare. Barthès l'apprend,
s'arrache du lit où le mal le retient; il vole
chez cette infortunée, fait suspendre les apprêts de sa sépulture, demande de la glace, en
couvre ce corps inanimé et froid. Quel prix de
cette heureuse audace! le cœur, dont tous les
mouvemens avaient été suspendus, recommence à battre; la chaleur renaît dans tous les
membres; la vie s'y développe avec elle; et ce
cadavre qu'on allait confier au dernier asile
des mortels, reprend le sentiment et la parole [1].

vrir le jour même de sa mort. Au reste, l'Espagne est
un des pays où l'on garde le moins de temps les cadavres; pour peu que vous dormiez long-temps, dit M. de
Langle, on vous croit mort et l'on vous enterre.

[1] Éloge de Barthès, par M. le professeur Baumes.

Deuxième observation.

Milady Roussel, après un accès d'hystérie des plus violens, donna tous les signes de la mort. On voulait la faire ensevelir; mais son mari, qui connaissait l'affection à laquelle elle était sujette, et qui d'ailleurs en était éperdument amoureux, s'y opposa formellement, et déclara même qu'il brûlerait la cervelle à quiconque oserait porter une main impie sur le corps de son épouse; les ordres même de la reine ne purent le faire changer de résolution. Il veilla ce dépôt sacré pendant huit jours et huit nuits consécutifs, et le neuvième, le son des cloches suffit pour réveiller la prétendue morte. Son mari eut le double bonheur de sauver une épouse chérie, et d'arracher au supplice d'être enterrée vivante, une femme qui eût été une victime de plus ajoutée à toutes celles qui sont dues à l'empressement que l'on met à célébrer les funérailles [1].

Troisième observation.

M. Doutre, négociant, étant au couvent des Jacobins de Perpignan, fut atteint d'une fièvre

[1] Apnéologie méthodique, par le docteur Des-Alleurs.

adynamique à laquelle on crut qu'il avait suc-
combé. Dix-huit heures après cet état de
mort, on se disposait à l'ensevelir, lorsqu'un
de ses amis aperçoit un léger mouvement des
yeux ; aussitôt il en fait part à tous les assistans.
On rapporte le prétendu mort dans sa chambre,
qui trente-deux ans après m'a raconté cette
terrible anecdote.

Quatrième observation.

Le Journal de Bordeaux [1] et celui de Paris [2]
font mention d'un cadavre qu'une fossoyeuse
trouva avec les yeux ouverts. S'étant empressée
de les lui fermer, le cadavre ouvre la bouche
et lui demande ce qu'elle veut.

Cinquième observation.

En Bavière, un homme de quarante ans,
atteint depuis un an d'une phthisie pulmonaire,
fut enterré trois jours après sa mort. Le fossoyeur, achevant de remplir la fosse, entendit
du bruit dans le cercueil ; deux hommes mettent
trois quarts d'heure pour enlever la terre : il
n'était plus temps, le corps était sans vie. On

[1] 3o juillet 182o.
[2] 5 août 182o.

trouva la tête tournée sur le côté gauche, et les mains, qui auparavant étaient croisées sur la poitrine, étaient étendues le long des jambes ; le cadavre était flexible et conservait encore de la chaleur sous les aisselles [1].

L'on peut enfin consulter avec le plus grand avantage l'*Essai de police médicale,* sur l'incertitude des signes de la mort et les dangers des inhumations précipitées par Michel Levy ; le Mémoire sur le danger des inhumations précipitées du docteur Pineau, etc., etc.

Plusieurs auteurs, en attestant des faits semblables, ont été bien plus loin ; ils n'ont pas craint d'avancer qu'il y avait des individus qui jouissaient de la faculté de suspendre, suivant leur volonté, les fonctions vitales ; en effet, Cheyne cite un colonel anglais qui, lorsqu'il le voulait, faisait cesser les mouvemens de son cœur. Minvielle et Chauvet [2] rapportent un fait bien plus étonnant qui leur fut raconté par M. le professeur Fouquet. Il s'agit, dit ce dernier, d'un espion qui, ayant été pris, et voyant son supplice assuré, essaya de s'y soustraire en contrefaisant le mort ; il suspendit sa respiration et tous les mouvemens volontaires pendant

[1] Journal de Paris, 4 avril 1822.
[2] Dissertation sur la respiration.

douze heures, et supporta toutes les épreuves
qu'on lui fit subir pour s'assurer de la réalité
de sa mort.

Tous ces faits, aussi rares que curieux, ne
démentent point cependant cette vérité, que,
sans le contact de l'air, l'homme, l'animal et
le végétal ne sauraient vivre; ils prouvent
seulement qu'on peut en supporter plus ou
moins de temps la privation.

L'air fut considéré, par les anciens philo-
sophes, comme un élément qu'ils regardaient,
les uns, comme constituant, sous diverses mo-
difications, tous les corps de la nature; et les
autres, comme un corps secondaire. Platon,
en admettant un principe primitif, craint de se
décider entre l'air, le feu, l'eau ou la terre.
Aristote pensait que l'air n'était autre chose
que le feu sous un état différent. *Ex igne fiet
aer, altero mutatione subeunte ; nam ille quidem
calidus siccusque est, hic verè calidus et hu-
midus : quare si siccitas vincatur, ab humiditate
orietur aer* [1]. Plusieurs auteurs, avec Stalh, ont
regardé l'air comme un gaz éthéré, combiné
avec l'eau et les exhalaisons des divers corps [2].

[1] *Aristotelis opera omnia, elementorem ad invicem
generatione, corruptione, transmutatióne.*
[2] Stalh, *Fundamenta chimiæ.*

Il serait trop long d'énumérer le sentiment de tous les auteurs anciens et modernes, sur l'air. Je m'arrêterai à l'examen de ceux qui ont, pour ainsi dire, préludé à sa décomposition.

Hippocrate est le premier qui avança qu'il existait dans l'air le principe ou l'aliment de la vie auquel il donna le nom de *pabulum vitæ;* Démocrite eut des idées sur l'air, qui se rapprochent beaucoup du sentiment des modernes, tant sur sa décomposition que sur l'acte de la respiration. Il annonça qu'il subissait, dans les poumons, quelque changement chimique. On est surpris, en voyant les erreurs de ses successeurs, de le trouver si près du chemin de la vérité. *In aere enim grandem numerum esse, quæ ille (Democritus) mentem, animamque appellet, ac respirante quidem animali, et aere ingrediente, ea pariter ingredi, et compressioni resistendo, animamque in eo est, egredi prohibere. Atque ob id in respirando et expirando mortem et vitam consistere* [1].

Newton partagea ce sentiment. Pline, en examinant les effets de l'air dans l'acte de la respiration, soutint qu'il contenait un principe vital : *namque et hoc cœlum appellavere ma-*

---

[1] *Aristoteles , de Respiratione.*

jore, quod alio nomine aerà omne quod inani simile vitalem hunc spiritum fundit. Cette idée d'Hippocrate, de Démocrite, Pline et Newton, qui, pour me servir de l'expression de Chaptal, n'était liée à aucune hypothèse, fut successivement remplacée par une foule de systèmes dénués de fondement ; car il arrive souvent que les commentateurs et les traducteurs, en voulant corriger les écrits des autres, ne font qu'y ajouter leurs propres erreurs. *Los remendones que escritos agenos corregir piensan, acaso de errores suelen dexarlos diez vezes mas llenos* [1]. Je ne prétends point cependant vouloir jeter la moindre défaveur sur les ouvrages de nos prédécesseurs; si l'on peut appliquer ce que je viens de dire à quelques-uns, il en est tant d'autres qui ont puissamment contribué aux progrès de la médecine. *Mucho debemos à los scriptores de cualquiera arte, porque no solo vivieron para si, mas aun para los que despues de ellos fueron y seran* [2].

Parmi les systèmes qui furent les plus accrédités, on doit citer celui de Stahl. Cet illustre médecin, qui, par l'idée ingénieuse du phlo-

[1] Yriarte, *fabulas litter.*
[2] *Biblioteca selecta de litteratura espanola*, tome I, page 268. *Burdeos*, 1819.

gistique, fixa pendant un demi-siècle l'opinion des chimistes, regardait l'air résidu de la combustion et de la respiration comme de l'air ordinaire vicié par le phlogistique. Quelques autres, au contraire, avaient aperçu, dans les expériences où sa décomposition a lieu, le dégagement du gaz azote, et lui avaient reconnu des propriétés différentes de celles de l'air ; mais, au lieu de le considérer comme un gaz particulier, ils crurent que c'était de l'air vicié. Ainsi, ce qui devait les conduire au chemin de la vérité fut pour eux une nouvelle source d'erreurs. Boyle, Hooke et Mayow annoncèrent, entre 1665 et 1680, que dans l'acte de la combustion et de la respiration, il n'y avait qu'une petite quantité d'air absorbée. Ce dernier surtout, loin d'adopter la théorie de Stalh, se rapprocha de celle d'Hippocrate et de Démocrite. Comme eux, il soutint que, dans la respiration, le poumon absorbait une partie de l'air inspiré qu'il désigna, avec Lower, sous le nom de *nitre aérien*. Il fut même plus loin que ses prédécesseurs : il nous apprit que le poumon, en s'emparant de ce principe de l'air, le transmettait au sang, et que c'était à cette union qu'il fallait attribuer la chaleur humaine. Il observa aussi que l'air éprou-

vait une diminution de volume qu'il attribua à la perte de son élasticité. Mais les données ingénieuses de Mayow, ne se trouvant
étayées d'aucune expérience, furent bientôt
ensevelies dans l'oubli. La connaissance de la
vérité était réservée au génie de ce grand
homme dont le nom est l'emblème de la science,
de la gloire et des vertus. En effet, guidé par
son génie et par les découvertes de Schèele [1],
par celle surtout du gaz oxigène que fit
Priestley, le 1er août 1774, Lavoisier parvint,
en répétant les expériences connues et en en
créant de nouvelles, à opérer la décomposition de l'air, source de la naissance de la chimie pneumatique et des nombreuses découvertes qu'elle a fait éclore [2]. Ce fut en 1774

[1] Les expériences de Schèele sur l'absorption d'une
partie de l'air par les sulfures liquides, le phosphore, etc., qu'il regarde comme constante, les propriétés
qu'il reconnut au résidu de l'air ainsi traité, de ne pouvoir servir à la combustion, etc., lui font partager avec
Lavoisier l'honneur de cette importante découverte.

[2] Tout le monde connaît la fin tragique de l'illustre
et malheureux Lavoisier, qui fut un des plus grands
chimistes de l'Europe. A peine âgé de vingt-trois ans, il fut
couronné par l'Académie royale des sciences de Paris, dont
il devint un des membres les plus distingués. Ses talens,
ses richesses, ses vertus, l'envie même contribuèrent,

qu'il prouva victorieusement que l'air était composé de 72 parties d'azote qu'il désigna par le nom de *moufette* atmosphérique, et de 27 de gaz oxigène qu'il nomma air vital. Presque tous les chimistes ont reconnu depuis qu'il se trouvait constamment dans cent parties d'air de 1 à $\frac{2}{100}$ de gaz acide carbonique. Cette belle découverte de la décomposition de l'air fut vé-

dit-on, à le perdre. Lorsqu'on lui eut prononcé son jugement, il pria le tribunal révolutionnaire de lui accorder quinze jours pour terminer des expériences aussi utiles qu'intéressantes. « Je ne regretterai point alors la vie, et j'en ferai le sacrifice avec joie. — La république, lui répondit l'affreux Dumas, n'a besoin ni de savans ni de chimistes. » Lavoisier se tut, et marcha avec fermeté à la mort. (*Vid.* Hist. du trib. révolutionn., par M. de Proussinalle, tome II.) M. Baour-Lormian a rendu ce beau trait de la vie de ce grand chimiste, de la manière suivante :

> Près du terme fatal d'une illustre carrière,
> Alors que ses bourreaux vont fermer sa paupière,
> Lavoisier veut au moins différer ses tourmens
> Pour enrichir les arts de ses derniers momens.
> Il demande un seul jour, il périt, il succombe ;
> Ses secrets, avec lui, descendent dans la tombe.

Lavoisier périt sous la hache révolutionnaire, ainsi que vingt-sept autres fermiers-généraux, le 19 floréal an III (8 mai 1794), à l'âge de cinquante-un ans. Il était né à Paris en 1745. MM. Fourcroy et Lalande ont prononcé l'éloge de cet homme célèbre.

4

rifiée et reconnue par les plus savans chimistes de l'Europe. Delille l'a chantée de la manière
suivante :

Sur nous, autour de nous, de deux airs différens.
L'Éternel répandit les fluides errans ;
L'un, en courant moins pur, dans l'immense atmosphère
Règne plus abondant ; l'autre, plus salutaire,
A la plus faible part dans les champs de l'éther ;
De leurs flots réunis l'Éternel a fait l'air.
Sur nous, comme l'esprit d'une liqueur active,
L'un d'eux exercerait une action trop vive ;
L'autre serait mortel, et de nos faibles corps
Ses dormantes vapeurs détruiraient les ressorts.

Il est quelques auteurs qui ont annoncé que
les proportions d'oxigène de l'air ne parais-
saient pas être les mêmes dans tous les climats,
ainsi que dans toutes les saisons. M. de Humboldt les fait varier de 23 à $\frac{22}{100}$.

Diverses expériences m'ont convaincu que
cette variation n'avait lieu que dans le voisinage des vastes forêts ou des grands marécages, et qu'elle était même relative à la partie
du jour où l'on était lorsqu'on recueillait cet
air. MM. le comte Berthollet et Campy fils,
dans leurs expériences faites à l'Institut d'É-
gypte, au moyen du phosphore et des sulfures
alcalins, ont trouvé la quantité d'oxigène égale

à $\frac{2.2}{100}$. Ces essais répétés à Paris ne leur ont donné que $\frac{1}{100}$ de plus d'azote [1]. Cavendish et Davy, en Angleterre; de Marty, en Espagne; Beddoës, sur de l'air rapporté de la Guinée; de Humboldt et Gay-Lussac, à Paris, l'ont trouvé constamment composé de 21 d'oxigène et 79 d'azote; plus, quelques atomes de gaz acide carbonique et d'eau. Depuis quinze ans qu'on a fait l'analyse exacte de l'air, dit Thénard, le rapport de l'oxigène à l'azote n'a point varié. Restera-t-il le même? Tant de causes, sans cesse renaissantes, peuvent le troubler, qu'on serait tenté de se prononcer pour la négative. Cette opinion me paraît d'autant mieux fondée, que M. Théodore de Saussure a prouvé qu'en été l'air était plus chargé d'acide carbonique qu'en hiver, et que, dans cette dernière saison, le terme moyen était, pour 10,000 en volume, 4, 79 parties de gaz acide carbonique, ou 7, 28 en poids, tandis qu'en été, les 10,000 parties d'air contiennent 7, 13 de gaz acide, et en poids, 10, 83.

J'ai fait à mon tour plus de cinquante expériences eudiométriques, en France au pied et au sommet du Canigou, dont l'élévation

[1] Ann. de chimie, tome XXXIV.

est , d'après Méchain , de deux mille sept cent
quatre-vingts mètres, sur les hautes et les basses
Corbières , sur la Clape et les plaines du
Roussillon et de Narbonne ; en Espagne ,
dans les plaines de Figuières, Gironne et
Barcelone , ainsi que sur les montagnes de
Saint-Jérôme-d'Ebron , du Mont-Joui , etc. ,
et j'ai constamment trouvé l'oxigène dans l'air
pour $\frac{21}{100}$; mais il n'en a pas été de même
de l'air qui recouvre les vastes marais.

Un grand nombre d'expériences , faites au
moyen du sulfure de chaux liquide, m'ont fait
voir qu'au mois de juillet (époque à laquelle
j'opérais), l'air recueilli à midi et par un beau
temps, donnait de 21,5 à $\frac{22}{100}$ de gaz oxigène,
tandis que ces essais , répétés avec de l'air pris
à minuit , donnaient une quantité d'azote de
79 , 5 à $\frac{80}{100}$. Ces résultats paraissent s'accorder
avec les données des physiciens modernes, qui
ont démontré que les plantes exhalent du gaz
oxigène lorsqu'elles sont frappées par la lumière solaire , et de l'azote lorsqu'elles sont
exposées à l'ombre. Le comte Chaptal pense
que l'émission directe des rayons solaires n'est
point nécessaire pour déterminer cette rosée
gazeuse, et qu'il suffit qu'une plante soit bien
éclairée pour qu'elle laisse dégager de l'air

vital. La Métherie a reconnu que toutes les
plantes n'en donnaient pas également, et que
les aquatiques en fournissaient le plus. Fontana a vu aussi certains insectes vivant dans
les eaux stagnantes, qui, exposés au soleil,
donnaient du gaz oxigène. Il est enfin des
eaux qui en exhalent constamment. Celles de
la rivière de Gesse, qui traverse la vallée de
Vaudiers, dans le Piémont, en contiennent
beaucoup. Si l'on expose au soleil un vase
plein de cette eau et renversé sur ce liquide,
il se dégage un air qui donne à l'eudiomètre
$\frac{78}{100}$ de gaz oxigène. L'air qui est à la surface
de cette rivière en contient $\frac{33}{100}$ [1]. Boyle,
Huyghens, etc., avaient déjà démontré l'existence de l'air dans l'eau, et Schéele prouva
qu'il différait de l'air atmosphérique par une
plus grande quantité d'oxigène. Priestley
fit la même observation. Depuis ce temps
MM. Breda, Hassenfratz et Ingenhouz ont
obtenu 40 pour 100 d'oxigène de l'air contenu dans l'eau de pluie. Ce qui confirme le
plus cette propriété de l'eau de désazotiser
l'air, ce sont les expériences curieuses de
MM. de Humboldt et Gay-Lussac, qui ont dé-

---

[1] Biblioth. britanniq., et ma Dissertation sur l'air.

montré que l'air atmosphérique absorbé par
l'eau distillée et dégagée ensuite de ce fluide
par le calorique, donne à l'eudiomètre 32, 8
pour 100. D'après ces mêmes auteurs, l'air de
l'eau de pluie contient $\frac{31}{100}$ d'oxigène, et celui
de l'eau de la Seine 31, 9. J'ai trouvé celui
que j'ai dégagé de l'eau de la rivière d'Aude
à 29, 5, et celui d'un ruisseau dit *Lamay-
ral*, qui sourd à une demi-lieue de Narbonne,
à 31. Celui de la rivière de Bascara, en Espagne, m'a donné également $\frac{31}{100}$; il en a été
de même de celui d'Orbieu dans le département de l'Aude.

Le gaz acide carbonique doit-il être regardé
comme partie constituante de l'air ou bien
comme un produit des exhalaisons terrestres,
et par conséquent ne dépassant pas une cer-
taine hauteur ? MM. Lamanon, Mongez et les
autres savans, infortunés compagnons de La-
peyrouse, assurent, d'après leurs expériences
eudiométriques, qu'à une grande élévation
la proportion du gaz acide carbonique est plus
faible, et qu'ils n'en purent découvrir au sommet du Pic Ténérife [1]. Thomson a pourtant

[1] Mémoire de Lamanon sur le voyage de Lap., et
Thomson, Syst. de chimie, tome III.

avancé que ce gaz forme une des parties constituantes de l'air, et qu'il s'y trouve constamment et jusqu'aux plus grandes hauteurs
auxquelles il ait été au pouvoir humain de
s'élever [1]. En effet, M. de Saussure l'a trouvé
dans l'air qui recouvre le sommet du Mont-
Blanc, et M. de Humboldt dans celui que
M. Garnerin a recueilli à la plus grande élévation à laquelle cet aéronaute soit parvenu.
D'après ces faits, je pense que le gaz acide
carbonique doit être regardé comme un des
principes constituans de l'air. M. le comte
Berthollet, en admettant cette opinion, pense
que l'évaluation de ce gaz acide à 0, 01 est
beaucoup trop forte [2].

Passons maintenant aux causes qui déterminent la putréfaction. L'air, l'eau et le calorique en sont les principaux agens [3]. Une
longue expérience et une foule d'événemens
désastreux ont suffisamment prouvé leur influence sur la décomposition des corps orga-

[1] *Loco citato*, tome VI.

[2] Statique chimique, tome I.

[3] On peut préserver une substance animale de la putréfaction en la privant du contact de l'air, et l'on peut
l'accélérer ou la retarder suivant la pureté de ce fluide.
Chaptal, Élémens de chimie, tome III.

niques, et par suite sur la formation des effluves marécageux. Heureusement qu'elle est subordonnée à une foule de circonstances qui ne se montrent pas constamment; l'on peut même dire avec assurance que les marais ne sont délétères que lorsque l'état de l'air et sa température favorisent la putréfaction. Essayons de le démontrer par des faits. L'air chaud et humide est le premier agent de cette décomposition. Beccher en a fort bien connu l'influence : *dixi aerem humidum, calidum maximè ad putrefactionem facere*[1]. Il n'en est pas de même de l'air froid et sec, et surtout de l'air sec et très-chaud. *Ità aer frigidus et siccus à putrefactione quoque preservat. Quod in Hispaniá videmus et locis aliis, sicco calido aere præditis, ubi corpora non putrescunt et*

---

[1] *Phys. subterr.* C'est une vérité dont Barcelone offre la funeste expérience. En 1821, lorsque la fièvre jaune y manifestait ses ravages, au point qu'il mourait jusqu'à deux cents individus par jour, on faisait des vœux pour qu'il survînt une pluie qui, en rafraîchissant l'air, rendît le corps moins apte à recevoir l'impression du virus contagieux : ils furent trompés dans leur attente. La pluie survint, et, depuis ce moment, il y eut un plus grand nombre de malades et de morts; d'où l'on peut conclure que l'air humide devint un nouvel agent destructeur.

resolvuntur. Nam cadavera in Oriente , in arená, imò apud nos arte in furnis siccari[1]*, et sic ad finem mundi usque à putredine preservari certum est. Intensum quoque frigus à putredine preservat ; undè corpora Stockholmiis, totá hyeme in patibulo suspensu , sine putredine animadvertimus , cum unum casu decidisset*[2]. Les Romains avaient si bien reconnu cette propriété de l'air chaud et sec , et froid et sec, qu'ils avaient divinisé le vent de Cers (nord-est) qui souffle dans les Gaules. *Infestat Galliam circius , cui ædificia quassanti , tamen incolæ gratiam agunt , tanquam salubritatem cœli sui debent ei. Divus certè Augustus templum illi , cum in Galliá moraretur , et vovit et fecit*[3]. Un de nos plus éloquens voyageurs , M. le comte de Volney, s'exprime en ces termes : « Avec ces chaleurs et l'état marécageux, qui dure trois mois , on pourrait croire que l'Égypte est un pays mal-sain. Ce fut ma première idée en y arrivant , et lorsque je vis

---

[1] Dans la Syrie , les Arabes Bédouins font sécher la chair fraîche au soleil , et la réduisent en poudre pour leur servir de nourriture dans le besoin. Volney, (Voyage en Syrie et en Égypte, tome I.)

[2] Beccher, *loco citato, lib. I.*

[3] Senec., *Nat. quæst.*

au Caire les maisons de nos négocians assises le long du Kalidy, où l'eau croupit jusqu'en avril, je crus que les exhalaisons devaient leur causer bien des maladies ; mais leur expérience trompe cette théorie : les émanations si meurtrières en Chypre et à Alexandrie, l'air sur toute la côte étant moins sec, n'ont point cet effet en Egypte. Cela paraît tenir à la siccité habituelle de l'air, causée par le voisinage de l'Afrique et de l'Arabie, qui aspirent sans cesse l'humidité, et aux courans des vents qui passent sans obstacle. Cette siccité est telle, que les viandes exposées, même en été, au vent du nord ne se putréfient point, mais se dessèchent et se durcissent comme du bois. Les déserts offrent des cadavres ainsi desséchés, qui sont devenus si légers qu'un seul homme peut soulever aisément d'une seule main la charpente d'un chameau. C'est en vertu de la propriété anti-septique de l'air chaud et sec que la peste de Constantinople fut apportée en Égypte au mois de novembre 1783 ; elle fut si meurtrière pendant l'hiver, que l'on compta jusqu'à 1500 morts dans un jour au Caire ; par un effet ordinaire de ce pays, l'été vint la calmer. »

Ceci va paraître contradictoire et semblera

démentir la théorie que je viens d'exposer,
puisqu'à Constantinople la peste règne pendant
l'été et s'affaiblit ou se détruit pendant l'hiver,
tandis qu'en Égypte l'hiver la voit naître, et
juin ne manque jamais d'y mettre un terme [1].
Je trouve dans ces deux faits de nouvelles
preuves de ce que j'avance [2]. Le froid rigou-
reux qui règne en hiver à Constantinople,
détruit la peste ; l'été la voit naître parce que
l'air y est chaud et humide, à cause du voisinage des mers. En Égypte, au contraire, l'hiver
est doux et humide, et l'été chaud et sec, ce qui
s'accorde très-bien avec ce que j'ai déjà exposé.
L'on pourra m'objecter que puisque l'air chaud
et sec s'oppose à la putréfaction, il est bien
surprenant de voir la peste régner tous les
quatre ou cinq ans en Égypte. Si nous par-
courons les auteurs qui ont écrit sur cette inté-
ressante contrée, qui fut le berceau des arts,
nous verrons que M. Desgenettes la regarde

[1] Volney, *loco citato*.

[2] La peste se développe généralement dans une saison
déterminée, dit Desgenettes dans sa Relation médicale
de l'armée d'Orient ; mais on en a vu des exemples dans
toutes les époques de toutes les années. Cette assertion
ne dément point ce qu'a avancé Volney, parce que Desgenettes n'indique point la constitution de l'air à l'époque
où la peste s'est déclarée.

comme endémique dans l'Égypte inférieure et
le long des côtes de la Syrie; que les vents du
sud, l'air chaud et humide en favorisent, s'ils
n'en produisent pas seuls le développement,
tandis que les vents du nord, les extrêmes du
froid et du chaud la font cesser presque entièrement. Malgré cela, il n'en regarde pas
moins l'Égypte comme un pays très-sain. « La
salubrité du climat de l'Égypte, dit-il, est dé-
finitivement jugée par le nombre comparatif
des malades, moindre dans l'armée d'Orient que
dans aucune des autres armées de la république
en Europe, sans nulle exception. » Il ajoute
que le terme de la vie est comme en Europe,
mais qu'on y voit beaucoup plus de vieillards;
que ceux de cent ans sont communs, et qu'on
en voit de cent vingt ans marcher dans les rues
sans soutien et sans bâton. Le baron Larrey, en
partageant le sentiment du baron Desgenettes,
vante beaucoup la promptitude avec laquelle
toutes les plaies étaient cicatrisées, et les blessés
guéris [1]. Prosper Alpin assure [2] que la peste n'est
point originaire d'Égypte; qu'elle y vient de la
Grèce, de la Syrie et de la Barbarie, et que les

[1] Relation historique et chirurgicale de l'armée d'O-
rient, pages 7, 280, etc.

[2] *De medicina Ægyptiorum*, page 28.

grandes chaleurs la tuent. Les négocians européens qui y sont établis, ainsi que les naturels
du pays, soutiennent que les premiers symptômes de la peste ne viennent pas de l'intérieur ; qu'ils se manifestent d'abord sur la
côte d'Alexandrie, de-là à Rosette, et que de cette
ville elle passe au Caire, et successivement
dans tout le Delta. Ces faits viennent à l'appui
de mon opinion, puisque la Basse-Égypte se
trouve la plus inondée par les eaux du Nil, et
qu'elle offre, en une infinité d'endroits, des eaux
croupissantes qui sont autant de foyers d'infection.

Volney ne regarde pas la peste comme
endémique en Égypte ; voici les raisons sur
lesquelles il se fonde. « L'observation constante a prouvé que lorsqu'elle se manifeste,
ce n'est qu'après l'arrivée de quelque bâti-
ment venant de Constantinople ou de Smyrne.
Il paraît constant que le foyer d'infection,
ou mieux de la peste, est Constantinople ;
qu'elle s'y perpétue par l'aveugle négligence
des Turcs. Elle est au point, que l'on vend
publiquement les effets des morts pestiférés ;
les vaisseaux qui viennent ensuite à Alexandrie ne manquent jamais d'apporter des four-

rures et des habits de laine qui sortent de
ces ventes. Ils les débitent au bazar de la ville,
où ils portent la contagion ; les Grecs qui font
ce commerce en sont presque toujours les pre-
mières victimes. » Quoiqu'il soit très-croyable
que l'arrivée de ces bâtimens introduise souvent
la peste en Égypte, cela ne prouve cependant
pas qu'elle n'y soit pas endémique, et le sentiment de MM. Desgenettes, Larrey, Pugnet, etc.,
est d'un assez grand poids pour balancer cette
opinion.

D'après les faits que j'ai exposés, l'on peut
conclure que si le printemps est pluvieux et
que l'été ne soit pas fort chaud, mais arrosé
par des pluies fréquentes, la putréfaction sera
presque insensible par la submersion conti-
nuelle des marais : *Nimia quoque humiditas à
putrefactione impedit, prout nimius calor ; nam
corpora in aquá potius gradatìm consumi quàm
putrescere, si nova semper affluens sit, expe-
rientia docet* [1]. Il n'en est pas de même si le
printemps est un peu sec et que l'été soit chaud et
peu pluvieux ; alors les eaux stagnantes s'évapo-
rent peu à peu, et laissent presque à découvert

---

[1] Beuccher, *loco citato.*

une vase infecte [1] ; une quantité d'animaux aquatiques, se trouvant à sec, périssent; et la putréfaction, signe le plus évident de la mort, se trouvant favorisée par l'air chaud et humide, ne tarde pas à s'établir. Il en est de même d'une grande quantité de végétaux qui croissent dans les marais, et qui subissent en même temps les lois de la décomposition putride. L'air devient alors le récipient des divers gaz qui en sont le produit, et porte avec lui le germe des maladies épidémiques et quelquefois même endémiques des marais.

Moins guidés par la théorie que par l'expérience de plusieurs siècles, les plus grands observateurs ont reconnu que la constitution chaude et humide de l'air était la plus funeste pour l'espèce humaine. *Constitutio temporis pestilens, annus austrinus et pluvialis* [2]. Sparmann, cité par Barthés, dit que les malheureux qu'on empale vivent plusieurs jours dans cette horrible position lorsque le temps est sec; mais que, s'il devient pluvieux, les plaies se gangrènent, et leurs tourmens finissent en

---

[1] Je me suis convaincu qu'outre les gaz délétères qui se dégagent de cette vase, elle jouit de la propriété d'absorber une grande partie de l'oxigène de l'air.

[2] *Hipp., Morbis pop., sect.* 3. Huxan, *de Aere et morbis epid.*

quelques heures avec la vie [1]. Cette constitution, ajoute M. Dumas [2], contribue puissamment à la production des germes contagieux,
nous dispose à l'action de ces germes, et c'est
sans doute en diminuant nos forces.

D'après cet aperçu, il paraît bien démontré
que le calorique, l'air et l'eau sont les principaux agens de la putréfaction. Dans ce cas,
l'eau est décomposée, et ses principes constituans, en s'unissant à ceux des corps organiques
qui y sont soumis, donnent lieu à ces émanations délétères qui exercent les plus terribles
effets sur l'économie animale.

La décomposition et la putréfaction de l'eau
ne sauraient être révoquées en doute. On en a
des preuves aussi nombreuses qu'indubitables
dans celle qu'on embarque pour les besoins
des vaisseaux de guerre. Je me bornerai à en
citer un fait, tiré des *Transactions philosophiques*, qui est très-curieux. L'eau de la Tamise,
y est-il dit, gardée dans des tonneaux à bord
des vaisseaux, et assez long-temps pour se cor-
rompre, s'enflamme lorsqu'en ouvrant la
bonde on y présente de suite une lumière. A
ce phénomène, on ne peut méconnaître le gaz

[1] *Loco citato*, vol. II, page 309.
[2] Physiologie, tome I, page 440.

hydrogène, partie constituante de l'eau. Mais je dois faire observer que l'eau, pour se putréfier, doit tenir en dissolution ou en suspension quelque substance animale ; car j'ai conservé de l'eau distillée pendant dix ans, sans qu'elle ait éprouvé la moindre altération. M. le professeur Rey m'a montré aussi, dans la collection des produits pharmaceutiques de l'école de Montpellier, plusieurs flacons d'eau de la petite rivière de *Merdanson,* distillée depuis plus de quinze ans, parfaitement conservée.

Examinons maintenant jusqu'à quel point l'assertion de M. le comte Chaptal, que la pureté de l'air accélère ou retarde la putréfaction, est fondée. Pour m'en convaincre, j'entrepris les expériences suivantes : . . . .

Le 20 mai 1820, à midi, je pris cinq cloches, de contenance de trois litres chacun, et ayant à la partie supérieure un goulot bouché à l'émeri. Je remplis :

Nº 1. Avec de l'air atmosphérique.

Nº 2. Avec de l'air d'un marais.

Nº 3. Avec de l'air d'un égout.

Nº 4. Avec de l'air des latrines.

Nº 5. Avec de l'air recouvrant un corps en putréfaction.

Je plaçai ces cinq cloches sur l'eau, en y introduisant une plaque de liége sur laquelle j'avais mis trente-deux grammes de chair d'un bœuf qui venait d'être égorgé.

Le 22, à cinq heures du soir, la viande de la cloche n° 5 donna des signes évidens de putréfaction ; son odeur putride était bien démontrée.

Le 23, à onze heures du matin, le n° 4 offrit les mêmes résultats.

A quatre heures du soir, il en fut de même du n° 3.

Le 24, à neuf heures du matin, les n°ˢ 1 et 2 donnèrent des marques de putréfaction.

D'après ces expériences, l'on voit que l'air des marais et l'air atmosphérique ont également conservé la viande sans altération environ . . . . 4 jours.

  Celui des égouts . . . . 3 jours 4 heures.

  Celui des latrines , . . . 2 jours 23 h.

  Celui de la putréfaction 2 jours 5 h.

L'expérience comparative de l'air atmosphérique avec celui des marais n'est peut-être pas concluante, attendu qu'à l'époque où elle a été faite les marais n'étaient point délétères.

TROISIÈME PARTIE.

De la nature des émanations marécageuses, et de la manière dont elles altèrent ou infectent l'air.

. . . . . *In cunctis certas inquirere causas Difficile est* . . .

a dit Fracastor [1]. L'expérience journalière confirme cette vérité. L'étude des gaz marécageux a fixé depuis long-temps l'attention des plus grands chimistes et des médecins les plus distingués ; ce problème n'est cependant pas encore résolu. Avec des livres et en compilant on fait d'autres livres ; mais dans une science de faits , lorsqu'on ne doit être guidé que par l'expérience et l'observation , il n'est plus aussi facile d'écrire. L'expérience, dit Boërhaave [2], est le moyen le plus sûr pour faire revenir de l'erreur. Malheureusement, les hommes sont faits de manière qu'ils trouvent

[1] Syphil., liv. I.
[2] Deuxième discours sur la chimie.

5*

plus de facilité à écrire qu'à faire des expériences. Tels sont aussi les conseils du chancelier Bacon [1], qui s'exprime en ces termes : « L'expérience est la démonstration des démonstrations. L'évidence qui en résulte, lorsqu'elle ne se dément pas, nous met à l'abri de tout soupçon d'infidélité ou d'illusion. Mais ce qui nous égare, ce sont les écarts des idées systématiques. L'expérience a besoin de grandes tentatives avant d'être réduite en art; le grand défaut des hommes, c'est la démangeaison de jouir. » Guidé par ces principes, j'ai soigneusement étudié les travaux de mes prédécesseurs, et j'ai exécuté plus de soixante expériences eudiométriques sur différentes espèces d'air, tant en France qu'en Espagne, afin de tâcher de découvrir l'existence de quelque agent mortifère. Avant de les entreprendre, je me suis fait la même question que le docteur Bouschon [2]. Les gaz qui s'élèvent des lieux marécageux et de ceux où les hommes sont rassemblés en grand nombre, sont-ils la cause des maladies putrides, contagieuses, épidémiques, et n'est-ce pas plutôt aux exha-

---

[1] Analyse de la philosophie, tome I.
[2] Mémoire sur les causes des fièvres putrides. (Annales cliniques de Montpellier.)

laisons qui s'échappent des corps et des matières animales et végétales, qu'il faut les attribuer? Pour résoudre cette question, il faut
analyser soigneusement l'air atmosphérique,
et voir si les principes qui le constituent peuvent être regardés comme les élémens de ces
maladies, ou s'il faut en rechercher d'autres qui
lui communiquent la pernicieuse faculté de les
reproduire. Tel est le nouveau but que je me
suis proposé ; je ne crains pas de dire que
c'est le seul qui me paraît propre à jeter un
nouveau jour sur cet important sujet.

Sentiment des auteurs sur la nature des émanations des marais.

Dans la seconde partie de cet ouvrage nous
avons considéré la putréfaction des substances
végétales et animales comme la cause productrice des effluves marécageux. Pour parvenir
à la connaissance de ces miasmes, commen-
çons par examiner les phénomènes de la décomposition putride.

PUTRÉFACTION ANIMALE.

Tout corps vivant, une fois privé de la vie,
dit Chaptal [1], prend un chemin rétrograde et

[1] Élémens de chimie, tome III.

se décompose. On a appelé la décomposition des substances animales *putréfaction*, et celle des végétaux, *fermentation putride*. Les mêmes causes et les mêmes circonstances les déterminent et les favorisent. La mort est une des conditions requises. Cependant, quoique l'absence de la vie ait été annoncée au moins comme une condition essentielle de la putréfaction, parce que l'énergie et la puissance du principe vital s'opposent en effet à ce mouvement ; on n'en admet l'existence que lorsque cette énergie s'affaiblit et dans quelques cas particuliers [1]. Les agens indispensables de la putréfaction sont :

1°. L'air. Lyons [2] et Chaptal, loin de partager cette opinion, soutiennent que si l'on voit la putréfaction se développer sans le contact de l'air atmosphérique, c'est que l'eau qui imprègne les substances animales se décompose et fournit l'élément et l'agent de la putréfaction : de-là vient sans doute qu'on a observé la putréfaction dans les viandes enfermées dans le vide [3]. Fourcroy pense que l'air ne

[1] Fourcroy, de la Putréfaction des matières animales, *loco citato*.

[2] *Tentamen de putrefactione*.

[3] Chaptal, Elémens de chimie, tome III.

fait que hâter la putrescence, non par son action sur la substance animale, mais en s'emparant des gaz qui en sont le produit.

2°. Le calorique. A zéro et au-dessous, la putréfaction ne peut s'établir; à quarante-cinq degrés du thermomètre de Réaumur et au-dessus, elle ne peut non plus avoir lieu. La température qui la favorise le plus est celle de quinze à vingt degrés, R.

3°. L'eau. Le rôle que joue ce liquide dans la putréfaction est trop connu pour que j'aie à le rappeler.

Les produits de la décomposition putride offrent des variations remarquables; l'on peut même dire avec assurance qu'ils ne sont pas les mêmes pour toutes les substances, surtout pour celles qui appartiennent au règne végétal. Examinons d'abord ceux de la putréfaction.

De la putréfaction.

L'histoire de la putréfaction et des phénomènes qu'elle présente a été tracée par une foule d'auteurs distingués. Beccher, Stahl, Macbride, Boissieu, Bordenave, Godart, Guyton de Morveau, Berthollet, Fourcroy, etc., ont jeté le plus grand jour sur cette partie. Pringle a entrepris un grand nombre d'expé-

riences sur l'antisepticité, que Giobert a répétées après en avoir tenté de nouvelles. Nous
devons à une dame française, madame Darconville, avantageusement connue par la traduction des cours de chimie de Shaw, un
essai sur l'histoire de la putréfaction, qui contient une série d'expériences très-intéressan-
tes [1]. Je me suis, à mon tour, livré à plusieurs
recherches qui avaient échappé à ces auteurs,
et que j'ai publiées sous le titre d'Expériences
sur le degré d'antisepticité des végétaux indi-
gènes fébrifuges, etc.

La putréfaction se développe plus vite dans
les substances animales, et parcourt avec plus de
rapidité ses diverses périodes. Si la substance
animale est solide, elle commence par se ramol-
lir, devient bleuâtre et donne un liquide di-
versement coloré. Insensiblement elle se boursouffle, se dissout, s'affaisse, prend une couleur plus forte, diminue de volume; et, par l'é-
vaporation des liquides et le dégagement
des gaz qui se produisent, une substance ter-
reuse, grasse et fétide, connue sous le nom
de *terreau animal*, est le dernier résultat de
cette décomposition.

[1] Madame Darconville n'est pas la seule dame qui ait
cultivé la physique et la chimie. En France, l'on compte

Lorsque la putréfaction commence à se manifester, il se développe une odeur fade et nauséabonde, qui devient ensuite si fétide, qu'on ne peut la supporter. Il se dégage en même temps du gaz ammoniac qui masque cette odeur putride, laquelle persiste après que ce dégagement a cessé. Quelquefois, d'après Fourcroy, à la fin de la putréfaction, cette odeur devient aromatique et se rapproche de celle qu'on nomme ambrosiaque.

Les liquides animaux, en se putréfiant, se troublent et déposent une infinité de flocons. Les couleurs varient à l'infini, et il se développe les mêmes odeurs et les mêmes gaz. Quant aux parties molles, elles se convertissent en une espèce de matière gélatineuse, putride, qui se boursouffle et présente les mêmes phénomènes que les substances animales solides. Quoique presque toutes les matières animales donnent par la putréfaction les mêmes produits, elles ne suivent pourtant pas exactement les mêmes lois, et n'offrent point les mêmes phénomènes; ils sont souvent dépendans de la quantité différente de leurs principes et de la nature de

madame la marquise Du Châtelet, et mesdames d'Aiguillon et Dupiery; en Italie, Isabelle Cortèse; en Angleterre, la comtesse de Kent; en Danemarck, Berthe de Frise, etc.

ces mêmes principes. On peut consulter à ce sujet un ouvrage fort curieux du docteur Garman [1], où l'on trouve l'histoire de la décomposition des corps dans les cimetières, etc. Fourcroy, qu'il faut toujours citer lorsqu'on parle de chimie animale, dit que chacune de ces substances a sa manière particulière de se comporter en se pourrissant.

Quel que soit cependant le degré de confiance que puissent inspirer les noms de MM. Lyons, Chaptal et Fourcroy, je ne saurais partager leurs opinions, tant l'influence de l'air sur la putréfaction me paraît évidente. Nous savons que les corps plongés dans l'eau ou enfouis dans un terrain humide tournent au gras, et que, dans les terres sèches il faut un temps considérable pour que les cadavres se putréfient totalement. L'air donc favorise non-seulement cette décomposition, mais il devient encore le récipient des divers gaz qui en proviennent, et qui, en s'évaporant, entraînent avec eux en dissolution une partie de la substance putréfiée. Je reviendrai bientôt sur ce point, que je regarde comme la cause fondamentale des effets délétères des marais.

[1] *De Miraculis mortuorum.*

Les produits gazeux de la putréfaction sont:
le gaz hydrogène carboné, et quelquefois le
phosphoré, l'azote, l'acide hydro-sulfurique,
l'ammoniaque, l'acide carbonique et l'eau.
Quelques-uns de ces corps se combinent ensemble comme l'acide carbonique avec l'ammoniaque, etc.

Le terreau animal donne à l'analyse chimique, outre divers sels alcalins et terreux,
une substance grasse, charbonneuse ; qui fournit par la distillation du carbonate d'ammoniaque, une huile roussâtre, quelques phos-
phates salis par le carbone, etc. Il jouit de la
propriété d'absorber l'oxigène de l'air atmosphérique.

De la fermentation putride.

Les végétaux bien secs échappent à cette décomposition. Une condition indispensable pour
qu'elle ait lieu, c'est que leur tissu soit relâché
par l'eau. L'air la favorise beaucoup, ainsi que
l'entassement d'une grande masse végétale non
comprimée. La température la plus convenable est de 10 à 15 degrés, R.

Les végétaux, en se putréfiant, changent de
couleur, se ramollissent, se gonflent par l'é-

cartement de leurs fibres. Il s'opère en même temps un grand boursoufflement, soit des parties molles, soit des parties liquides ; il se forme une écume plus ou moins abondante ; leur température s'élève au point d'opérer quelquefois la combustion de la substance végétale. Nous avons une foule d'exemples de combustion de greniers à foin où l'on avait enfermé des fourrages qui n'étaient pas bien secs. Dès le principe, l'odeur tire sur le moisi : elle devient ensuite fétide et quelquefois ammoniacale.

L'analyse chimique a démontré que les gaz produits par la fermentation putride sont : le gaz hydrogène carboné, le gaz acide carbonique, l'azote, et quelquefois, mais rarement, l'ammoniaque et le gaz hydro-sulfurique. Le résidu, ou terreau végétal, varie suivant les principes constituans des plantes. Il contient du carbone dans le plus grand état de division, du carbonate et du phosphate de chaux ; de plus, la silice, la magnésie, l'alumine, le fer, le manganèse, etc. Exposé à l'action de l'air, il en absorbe l'oxigène. Ingenhouz, à qui nous devons cette observation, l'a proposée, ainsi que M. de Humboldt, comme un excellent moyen eudiométrique.

D'après cet exposé, les gaz émanés de la putréfaction sont : l'hydrogène carboné et phosphoré, l'hydro-sulfurique et carbonique, l'azote et l'ammoniaque.

Ceux de la fermentation putride sont : l'hydrogène carboné, l'azote, le gaz acide carbonique et quelquefois l'hydro - sulfurique, et l'ammoniaque. Les gaz de ces deux décompositions contiennent en même temps, comme je l'ai déjà dit, une portion de la substance en putréfaction reconnaissable par son odeur, etc. D'après cette théorie, tous ces fluides élastiques devraient exister dans l'air des marais ; avant de chercher à les y découvrir par l'analyse chimique, examinons le sentiment de quelques auteurs sur cet air, et le résultat des travaux de ceux qui s'en sont occupés d'une manière particulière.

Laissant de côté ce que la fable raconte du serpent Python, mis à mort par Apollon, et de l'hydre de Lerne, vaincue par Hercule, qu'on regarde comme des fictions ingénieuses du desséchement de deux marais portant ces noms, je commencerai l'examen du sentiment de plusieurs auteurs sur les émanations marécageuses, par celui de Varron, qui attribua la cause de leurs effets délétères à des insectes imperceptibles qui, s'élevant de ces lieux, pénètrent dans le corps par la respiration et produisent les maladies qu'on leur attribue [1]. Columelle, Palladius et Vitruve partagèrent cette opinion.

En 1598, le docteur Mouflet la fit revivre [2].

En 1650, Auguste Hauptman regarda les animalcules comme la cause des maladies les plus terribles [3].

En 1658, le père Kirker adopta cette théorie, et l'enrichit d'une foule de faits curieux et d'une érudition piquante [4].

En 1662, Lange adopta ce sentiment dans la préface qu'il mit à la tête de l'ouvrage de Kirker. Il laissa aussi en mourant un ouvrage [5] dans lequel il appuie cette doctrine sur des hypothèses fort ingénieuses.

En 1704, on inséra dans le Journal des Savans l'extrait d'une dissertation par laquelle l'auteur cherche à prouver que tout espace est

[1] *De Re rusticá, lib. I.*

[2] *Theatrum insectorum.*

[3] *Epistola præliminaris Tractatús de vivá mortis imagine,* etc. Francfort, 1650.

[4] *Scrutinum pestis.* Rome, 1658.

[5] *Miscellania medica curiosa.*

plein de vers et d'œufs de vers imperceptibles
à la vue, qui causent la plupart des fièvres malignes et des maladies contagieuses. « Le grand
froid, dit-il, les tue, ainsi que les grandes
chaleurs, qui sont par conséquent les plus
puissans antidotes de la contagion. » Hartsoë-
ker assure aussi que la peste et tous les maux
contagieux et épidémiques sont causés par des
insectes [1].

En 1762, Antoine Pleniz soutint que toutes
les épidémies de petite-vérole, de rougeole, etc.,
ainsi que toutes les maladies contagieuses,
étaient dues à des milliers d'animalcules qui
dévoraient les corps qui étaient en putréfaction; et que la fétidité de ces mêmes corps
était due à leur existence dans l'air, qui les
transportait d'un lieu dans un autre [2].

Desault assure à son tour que toutes les maladies contagieuses, telles que la petite-vérole,
la fièvre maligne, l'hydrophobie, la vérole,
les charbons pestilentiels, etc., étaient dues à
des vers imperceptibles qui se fixaient d'un

[1] Recueil de pièces physiq., page 32, et le Traité
de l'opinion du marquis de Legendre, tome VI.

[2] *Opera medico-physica*. Vienne, 1762; et les Annales de littérature médicale, etc.

corps dans un autre [1]. « Pourquoi l'air de la peste, ajoute Legendre, se conserve-t-il dans des
ballots et des étoffes de laine? C'est que cette
espèce de vers pestilentiels s'attache aux laines
comme la plupart des autres. » Au sentiment de
Desault nous ajouterons celui de Bradley,
d'Adam Fréer [2], de Bonomo, d'Antoine Didier[3],
de Baecknor [4], de Linné [5], etc. Enfin, de nos
jours, John Crawford de Baltimore [6] a voulu
prouver que la fièvre jaune, ainsi que toutes les
autres affections fébriles, étaient dues à une
action animalculaire sur le corps humain. Que
penser de telles opinions, quand on voit Chi-
rac soutenir qu'il n'existe point de maladies qui
puissent se communiquer par l'air? Cette théorie n'a pas été adoptée par les médecins; il en
est de même de plusieurs autres que je vais exposer.

Paracelse et son école ont attribué la peste à
l'influence des astres.

[1] Dissertation sur la rage et les maladies vénériennes.
[2] *De Syphillide venereá.*
[3] *De Morbis venereis*, 1723.
[4] *Amœnitates Academicæ.*
[5] *Exanthemata vitæ*, Upsal, 1757.
[6] Remarques sur les quarantaines insérées, dans l'Ob-
servateur; *vid.* Annales de littérature médicale étrangère,
novembre 1810.

Quercetanus et ses partisans embrassèrent ce sentiment.

Sylvius de Boë, médecin distingué, qui, comme Paracelse, appliqua la chimie à la médecine, loin d'adopter ces divers systèmes, soutint que la cause des funestes effets de l'air marécageux devait être attribuée à des vapeurs sulfureuses et salines, qui se dégagent de ces foyers d'infection, et vicient l'air.

Ramazzini les considère comme étant de nature acide, et conseille en conséquence l'emploi des alcalis.

Les humoristes, rejetant ces diverses hypothèses, ont attribué l'action délétère des palus à la dissolution et à la putréfaction des humeurs, occasionées par la chaleur et l'humidité des lieux où se déclarent les fièvres des marais [1].

Suivant Frédéric Hoffman, les miasmes marécageux n'agissent qu'en rendant l'air plus pesant, sans énergie et sans élasticité, et en le réduisant au point de ne pouvoir plus servir à la vivification, ni à l'expansion du sang et des humeurs.

La chimie moderne a combattu tous ces divers systèmes, et soutenu vivement que les

[1] Dictionnaire des sciences médicales.

gaz qui sont produits par la putréfaction animale et végétale, en se disséminant dans l'air atmosphérique, étaient les agens délétères des marais. Volta, Bucquet, Fontana ont tenté plusieurs expériences sur l'air marécageux; mais je dois faire observer que n'ayant opéré que sur celui qui se dégage des mares, le plus souvent même en agitant la fange avec un bâton, leurs résultats ne peuvent s'appliquer à la couche atmosphérique, qui recouvre ou entoure les palus, prise à une élévation de cinq à six pieds au-dessus de leur surface, comme je le démontrerai bientôt.

Quelques auteurs ont cru que la condensation des vapeurs des marais devait s'opérer avec la rosée. En conséquence, Alibert [1] conseilla de la recueillir au moyen d'un entonnoir rempli de glace pilée [2]. Moscati donne la préférence à un ballon rempli de glace. Rigaud de l'Isle [3] s'est servi d'un carré de bois sur lequel il plaça trois grands carreaux de vitre, inclinés, au-dessous desquels il mit une bouteille de verre, surmontée d'un entonnoir. En 1812, il

[1] Traité des fièvres intermittentes pernicieuses.

[2] Cet appareil se trouve décrit dans les Mémoires de l'Académie, *del cimento.*

[3] Mémoire sur l'air des marais, *aria cattiva* des Italiens.

en fit l'essai dans les marais de Languedoc et
de Provence. Dans une seule nuit, il obtint
deux bouteilles de rosée que M. Vauquelin exa-
mina cinq à six mois après; voici le résultat de
l'analyse de cet habile chimiste. Cette eau avait
contracté une odeur légère d'acide hydro-sulfurique; elle tenait en suspension quelques
flocons, et rétablissait la couleur bleue du tournesol, passée au rouge par l'action d'un acide.

Les nitrates d'argent et de mercure, ainsi
que le sous-acétate de plomb, y annonçaient
un hydro-chlorate.

Soumise à l'évaporation, cette eau laissa un
résidu jaune pesant deux ou trois grains, d'un
goût salé, noircissant par le calorique, faisant
effervescence avec les acides, et donnant par
le nitrate d'argent un précipité jaune qui se
dissolvait dans l'acide nitrique; le résidu avait
contracté une couleur blanche.

M. Vauquelin conclut de cet essai que dans la
substance animale en flocons consistait la plus
grande partie des principes contenus dans
cette eau, et qu'elle donnait, en outre, de l'ammoniaque, de l'hydro-chlorate et du carbonate
de soude; le résidu ne précipitait pas les dissolutions de platine.

Malgré les talens et l'habileté de ce chimiste,

6*

cette analyse ne saurait nous donner une idée bien exacte des principes constituans de la rosée des marais, attendu que cette liqueur n'ayant été examinée que six mois après avoir été recueillie, elle a dû nécessairement éprouver quelque altération. C'est ce qui a engagé M. Rigaud de l'Isle à l'analyser au moment où il venait de l'obtenir. Il l'a donc trouvée inodore, d'une couleur blanche ; elle déposait sur le filtre quelques petits flocons, et verdissait l'infusion de mauves

Par l'eau de chaux, *et* Le sous-acétate de plomb,	aucun changement.
Par le nitrate d'argent,	précipité gris de lin qui a passé au pourpre foncé.
Idem de mercure,	précipité insoluble d'un jaune clair.

L'air dégagé par le calorique n'éteignait pas les bougies et n'annonçait ni l'acide carbonique ni l'hydro-sulfurique : d'où il conclut que la rosée des marais contenait de l'air ordinaire, sans mélange d'aucun gaz, des sels alcalins et des substances végétales et animales.

Cette analyse, en me confirmant dans mon opinion, ne me parut pas cependant assez complète pour fixer l'opinion des chimistes ; j'entrepris donc les expériences suivantes.

Le 25 août 1819, je recueillis, par le procédé de M. Rigaud de l'Isle, quatre litres de rosée qui firent l'objet de mes recherches.

Cette eau était inodore, incolore et assez claire; elle tenait en suspension quelques petits flocons qu'elle déposa sur le filtre. Soumise à l'action du calorique, j'en dégageai seize centilitres d'un gaz, qui, soumis à diverses expériences eudiométriques, donna pour cent parties :

Acide carbonique 2, 17
Gaz oxigène . . . . 30, 3»
Gaz azote 67, 53
                                 ‾‾‾‾‾‾‾
                                 100, 00

Cette eau, avant d'avoir été privée d'air, comme après cette opération, ne faisait éprouver aucun changement au sirop de violette ni au papier rougi par le tournesol et un acide.

Par le nitrate d'argent,   louchit et donna un précipité
                             d'un blanc sale.
Idem de mercure,   précipité tirant sur le jaune.
Par le sous-acétate de plomb, *idem*.
— L'eau de chaux,
— La potasse,
— La soude,   } rien.
— L'ammoniaque,
— L'oxalate ammoniacal,   }
— L'hydro-chlorate de baryte, } rien.

Par cet essai, je me convainquis qu'aucune substance alcaline n'existait à l'état libre dans cette eau, et qu'elle contenait des sulfates, des hydro-chlorates et de la chaux.

L'ayant évaporée jusqu'à siccité, le résidu bien séché pesa trois décigrammes. Le trouvant en trop petite quantité pour le soumettre à une série d'expériences, je me vis forcé de me borner aux suivantes.

Ce résidu était d'un blanc sale, décrépitait légèrement sur le feu, et faisait effervescence avec les acides. Il se dissolvait dans l'eau, à l'exception d'une petite portion dont l'acide hydro-chlorique s'emparait avec effervescence, et que l'oxalate d'ammoniaque en précipitait.

Suivant cet aperçu, la rosée des marais contient environ $\frac{1}{25}$ d'air atmosphérique,

De l'acide carbonique,

De l'hydro-chlorate de chaux,

——————————— de soude,

Un sulfate,

Du carbonate de chaux,

Et une substance animale sous forme de flocons.

D'où l'on peut conclure qu'à cette substance animale près, elle se rapproche beaucoup de l'eau de pluie, et surtout de celle des sources

des environs d'Upsal, analysées par Bergman.
Ces expériences, plusieurs fois répétées, m'ont
constamment donné les mêmes résultats.
Comme point de comparaison , je me suis
livré à l'examen de la rosée ordinaire , et je
n'ai obtenu que les mêmes produits à l'exception des flocons précités. D'où peut provenir
la différence qui existe entre le travail de
M. de l'Isle et le mien ? je l'ignore; tout ce
que je puis affirmer , c'est que j'y ai porté
toute l'exactitude et toute l'attention nécessaires, surtout lorsqu'on opère sur de si petites
doses.

Peu satisfait de ces données , j'ai cru devoir m'occuper d'une série d'expériences sur
l'air qui recouvre les marais, afin de m'assurer
si le flambeau de l'analyse chimique ne por-
terait pas un nouveau jour sur cet important
sujet. Guidés par la connaissance des phénomènes qu'offre la putréfaction animale et végétale , et par celle des gaz qui en sont le
produit, plusieurs auteurs ont annoncé et
soutenu la présence dans l'air marécageux ,
du gaz hydrogène carboné , des gaz acide-
hydro-sulfurique et carbonique , de l'azote,
du gaz hydrogène phosphoré , de l'ammoniaque , de l'eau , etc.

On ne peut révoquer en doute l'existence du gaz acide carbonique dans l'air des marais, puisqu'il fait, pour ainsi dire, une des parties constituantes de l'air atmosphérique. Black l'y démontra le premier; depuis, tous les chimistes ont confirmé cette découverte. On ne doit donc point l'attribuer aux marais ni aux émanations terrestres, car M. de Humboldt l'a trouvé dans l'air recueilli par M. Garnerin à une élévation de quatre mille sept cent soixante-seize mètres au-dessus du niveau de la mer.

La présence de l'eau dans l'air ne saurait être méconnue; il suffit d'un hygromètre pour le démontrer.

Celle de l'hydrogène phosphoré ne peut y être admise, puisque ce gaz s'enflamme dès qu'il est en contact avec l'air atmosphérique.

Quant à celle du gaz hydrogène carboné, elle n'a pu jamais y être bien constatée. Cependant, dit Thomson, par les temps chauds il se dégage des marais en quantité considérable, mais on n'en a jamais reconnu la présence dans l'air; probablement il est décomposé par quelque procédé qui nous est inconnu. Je partage l'opinion de ce chimiste; ce qui prouve d'une manière indubitable le dégagement du gaz hydrogène carboné, sont les embrasemens spontanés qui ont lieu quelquefois dans les marais. On a vu, dit le professeur Baumes, en 1780, le feu prendre de lui-même et s'étendre sur plus de dix-neuf cents toises carrées d'un sol marécageux, et les racines être brûlées jusqu'à deux pouces de profondeur [1]. De semblables événemens ne se reproduisent pas souvent. On en trouve cependant des exemples dans le 4° vol. de l'Histoire Naturelle de l'air et des météores de l'abbé Richard.

Quant aux autres gaz, aucune expérience n'a pu encore en signaler l'existence dans l'air. J'ai entrepris une foule d'essais eudiométriques dont voici le résultat.

A l'approche des marais, l'air a quelquefois une odeur fade et presque nauséabonde ; cependant celui qu'on en recueille, en vidant une bouteille pleine de mercure, est inodore; ce qui prouve que l'air peut être malsain sans avoir aucune odeur prononcée. A l'appui de mon opinion, je citerai celle de Valentin, qui s'est convaincu [2] que l'air pouvait être quel-

[1] Gazette de santé, 1780.
[2] Traité sur la fièvre jaune d'Amérique.

quefois chargé de miasmes délétères, sans
que l'odorat y reconnût aucune qualité, ni
que la respiration en fût incommodée. Malgré
cela, je me suis convaincu que l'air marécageux inodore, conservé dans une bouteille
contenant un peu d'eau, acquérait, au bout
de six mois, une odeur nauséabonde. J'ai
agité dans un vase, à moitié plein d'eau distillée, la moitié de son volume d'air des marais,
et dans un second la même quantité d'eau et
d'air atmosphérique pur. Au bout de six mois,
la première avait acquis une odeur fade,
tandis que l'autre n'avait éprouvé aucune altération.

L'air marécageux est plus pesant que l'air
atmosphérique, ce qui est cause, dit Rigaud
de l'Isle, que les gorges d'Ardéc sont inhabitables, et qu'il est si dangereux de se coucher à terre dans les lieux insalubres. Plus
on est bas, plus les couches des miasmes sont
épaisses. A Rome, on a vu plus d'un exemple
de gens qui se sont endormis sur les bords
des marais, et qui sont passés des bras du sommeil dans ceux de la mort. On en trouve aussi
plusieurs preuves dans les ouvrages de quelques médecins ; celui du docteur Baumes en
rapporte surtout une très-remarquable.

J'ai fait soixante analyses de l'air des marais du Cercle, près de Narbonne; de l'étang-Pudre, près de Sigean; de Salces et de la Salanque, dans le Roussillon; de Capestang, non loin de Béziers; enfin des divers marais qu'on trouve sur la côte de Cette à Montpellier : toutes m'ont donné le même résultat.

1°. J'ai suspendu pendant vingt-quatre heures du papier teint par le suc de violette, et un autre rougi par le tournesol et un acide : aucune de ces deux couleurs n'a éprouvé d'altération, ce qui démontre la non existence du gaz ammoniacal dans cet air.

2°. J'ai exposé pendant quinze jours, sous deux cloches de dix litres de contenance, sous l'une de sous-acétate de plomb, et sous l'autre de nitrate d'argent, sans que ces réactifs aient éprouvé le moindre changement.

3°. Cette même expérience ayant été répétée avec l'eau de chaux, il s'est formé à la surface une légère pellicule insoluble dans l'eau et soluble dans les acides avec effervescence; ce qui annonce l'acide carbonique.

4°. J'ai agité, dans une bouteille contenant quatre litres d'air marécageux, une solution de sous-acétate de plomb très-étendue d'eau distillée, sans que ce sel ait éprouvé aucune

altération. Il en a été de même avec le nitrate d'argent. La deuxième et la quatrième
expérience prouvent, d'une manière évidente,
que l'acide hydro-sulfurique ne fait point partie de l'air des marais.

Pour déterminer enfin d'une manière plus
exacte la nature de cet air, j'en ai opéré la
décomposition au moyen du phosphore, et le
plus souvent du sulfure de chaux liquide '.

J'ai donc introduit cent parties de cet air
dans un flacon d'une contenance égale à trois
fois ce volume ; je l'ai agité avec ce réactif
pendant un quart d'heure ; je l'ai fait passer ensuite dans l'appareil de Schéele, perfectionné
par de Marty, et j'ai constamment obtenu
une diminution de volume de 0, 21, laquelle
indique la proportion de gaz oxigène dans
l'air. Une même mesure d'air semblable,
agité avec l'eau de chaux, a perdu en volume
0, 17, qui démontrent la quantité d'acide
carbonique.

Le gaz résidu de ces deux opérations éteignait les corps en combustion, ne détonait

---

' J'ai donné la préférence au sulfure de chaux liquide,
parce qu'il est prouvé que lorsqu'il est saturé d'azote,
il devient un excellent moyen eudiométrique.

point avec l'oxigène, et n'était enfin autre chose
que de l'azote pur. J'ai répété ces expériences
un grand nombre de fois , tant par ce même
moyen que par l'eudiomètre à phosphore de
mon illustre maître, M. le comte Berthollet,
et j'ai constamment obtenu les mêmes résultats, ainsi que je l'ai démontré dans mes leçons à l'amphithéâtre de l'Hospice de perfec-
tionnement de l'école de médecine de Paris.

D'après ce qu'avaient annoncé tant d'auteurs sur l'air des marais , je n'osais en croire
mes expériences , lorsque M. Bérard , professeur de chimie à l'école de Montpellier ,
me parla des essais qu'il avait faits sur de l'air
pris dans la partie la plus infecte des marais de
la côte de Cette, et qu'il avait trouvé semblable
à l'air le plus pur. A cette autorité, j'en joindrai
une d'un bien grand poids , celle de l'im-
mortel auteur de la *Statique chimique;* voici
la manière dont il s'exprime [1] : « Outre ses
parties constituantes, l'air atmosphérique peut
tenir en dissolution différentes substances qui
y prennent la forme élastique , et dont quelques-unes sont le principe des odeurs ; mais
jusqu'à présent ces émanations ont échappé
aux moyens chimiques qui peuvent en dé-

[1] Berthollet, Statique chimique , tome I.

truire quelques-unes, mais non les indiquer. »
Cavendish avait déjà remarqué qu'on ne trouvait aucune différence entre l'air pur et celui
qui avait été en contact avec des fleurs odorantes ou des substances en putréfaction.

M. Seguin s'est livré à l'examen de l'air
des salles des hospices, qu'on avait eu soin
de tenir fermées pendant environ douze heures ; et, quoique cet air eût acquis une odeur
fétide, il ne put y rien découvrir d'étranger
aux principes constituans de l'air atmosphérique.

Lorsque la fièvre jaune se déclara à Barcelone, je sollicitai de Son Excellence le mi-
nistre de l'intérieur l'honneur de faire partie
de la commission médicale qui y fut envoyée;
j'en reçus une lettre très-flatteuse qui m'annonçait que, si l'on jugeait convenable d'y
envoyer de nouveaux médecins, le gouver-
nement utiliserait mes offres de service.

A peine cette même commission fut-elle
rentrée en France, que j'appris que les cortès
avaient demandé aux corporations médicales
d'Espagne leur opinion sur ce terrible fléau ;
s'il était indigène ou exotique, et contagieux
ou non. Dès ce moment, je formai le projet
de recueillir ces précieux matériaux, afin

de placer près du travail de la commission française celui des médecins espagnols, dont la plupart ont, depuis 1800, observé constamment la fièvre jaune dans la Péninsule. Je communiquai ce projet à Son Excellence, qui daigna l'accueillir avec bienveillance.

Pendant plus de six mois je me suis occupé de rassembler les matériaux de l'ouvrage que je vais publier sous le titre d'*Opinion des Corporations médicales d'Espagne sur la fièvre jaune qui règne dans la Péninsule*, et qui contiendra quelques faits échappés à la commission française.

Pendant mon séjour à Barcelone, un chimiste espagnol, connu par d'honorables succès, et dont la modestie me force à taire le nom, me remit quatre bouteilles pleines d'un air pris dans la grande salle de l'hôpital du séminaire, lorsque l'épidémie y exerçait le plus ses ravages. J'ai trouvé cet air inodore, et n'en ai éprouvé aucune impression, ni en le sentant, ni en le respirant. Cependant le docteur Audouart a trouvé au gaz de la fièvre jaune une odeur fade, se rapprochant de celle du parchemin mouillé ou de celle des abattoirs. «L'odeur

[1] Relation historique et médicale de la fièvre jaune, qui a régné à Barcelone en 1821, page 212.

» de ce gaz, ajoute-t-il, imprime une sensa-
» tion de froid au cerveau, dans les orbites et
» aux membranes ; frappe toutes les parties de
» faiblesse ; procure une langueur d'estomac
» voisine de la nausée, et laisse un sentiment
» gravatif aux attaches du diaphragme. Ce-
» pendant, malgré cette fadeur, elle a quel-
» que chose qui stimule l'odorat et qui irrite
» la gorge ; car il a été expérimenté, et je l'ai
» éprouvé souvent, qu'elle provoque (l'odeur
» de la fièvre jaune) l'éternument, et qu'elle
» donne une sorte d'astriction à l'arrière-bou-
» che et aux fosses nasales. » J'avoue que je
n'ai éprouvé aucun de ces inconvéniens. Cette
différence dans les résultats peut être attribuée
à ce que je n'en ai inspiré qu'un litre, tandis
que le docteur Audouart s'est trouvé placé dans
une grande masse miasmatique. Deux des bouteilles pleines de l'air précité, soumises à l'analyse chimique, ne m'ont offert que les mêmes
principes de l'air le plus pur. J'en ai porté en
France une bouteille que j'offre au chimiste
qui voudrait s'occuper de cet objet.

D'après ces faits, je crois pouvoir conclure
qu'il n'a été donné que des hypothèses sur les
miasmes contenus dans l'air marécageux, et
que l'analyse chimique est sur ce point encore

bien arriérée, puisqu'il n'a point été en son moyen d'y démontrer d'autres corps que les principes constituans de l'air avec un peu plus d'acide carbonique. J'aurais pu, comme tant d'autres, annoncer par des expériences, non de laboratoire mais de cabinet, la présence de plusieurs gaz dans l'air des marais, et bâtir sur de si faibles bases, une théorie que l'expérience et de nouvelles analyses n'eussent pas manqué de renverser bientôt; j'ai préféré que mon travail contribuât à discréditer un système erroné, dans la persuasion où je suis qu'en détruisant des erreurs, on fait un grand pas vers les découvertes.

Si l'on consulte l'excellent mémoire de M. Guyton-de-Morveau[1], on verra que ce chimiste n'a obtenu que des résultats semblables à ceux que j'annonce. Il fit putréfier de la viande, et, dans le gaz qui s'en dégagea, il ne put trouver que le gaz acide carbonique en plus grande quantité. Après avoir fait agir sur cet air une foule de réactifs, il se convainquit, par des expériences eudiométriques, qu'il contenait, à peu de chose près, autant d'oxigène que l'air atmosphérique. Il restait, dit-il,

[1] Annales de chimie, tome XXXIX.

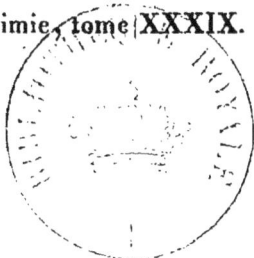

à prononcer sur la nature des émanations qui rendent l'air fétide ; malheureusement tous les moyens chimiques connus furent insuffisans ; la seule chose qu'on peut présumer, c'est que ces émanations putrides sont des corps composés.

Malgré tout ce que je viens d'exposer, je suis bien loin de regarder l'air marécageux comme étant aussi pur que l'air atmosphérique ; mais je persiste à soutenir que, de même que dans les eaux minérales, il y existe un principe inconnu qui s'est jusqu'à présent dérobé à toutes nos recherches, et que, dans l'état actuel de nos connaissances, les agens chimiques que nous possédons ne sont pas propres à le démontrer. M. Guyton-de-Morveau, désespérant d'y parvenir, tourna ses recherches vers un but très-utile à l'humanité ; il chercha à détruire l'agent délétère qu'il ne pouvait saisir, et qu'il ne connaissait que par ses mauvais effets. Le succès couronna son travail ; il parvint à connaître et à indiquer les substances capables de le neutraliser et même de le détruire.

Quelques savans chimistes, ainsi que plusieurs médecins distingués, ont bien reconnu les effets pernicieux du gaz putride ; mais ils

ne lui ont point assigné de rang parmi les
fluides élastiques qui se trouvent si bien
décrits dans les ouvrages modernes de chimie. Je pense, comme eux, que les gaz qui
sont le produit de la putréfaction, entraînent,
en se dégageant, une portion de la substance
putréfiée qui se dissémine dans l'atmosphère, et
que l'air, ainsi vicié, porte avec lui, dans le
corps humain, le germe des diverses maladies
épidémiques. Je vais bien plus loin : ces germes ne sont pas identiques ; ils sont en raison
directe de la qualité et de la quantité des substances en putréfaction. Ce qui vient à l'appui
de mon opinion, sur la nature différente de ces
levains mortifères, c'est que, s'ils étaient identiques, le chlore devrait exercer sur tous la même
action et les détruire ; le gaz, ou, si l'on veut, le
germe producteur de la fièvre jaune, est d'une
nature telle que les fumigations acides, et
même celles par le chlore, ne peuvent rien
sur lui. Un des plus savans médecins espagnols,
le docteur Arejula, a publié à ce sujet un travail intéressant, ayant pour titre : *Memoria
sobre la ninguna utilidad de los gazes acidos*
(Mémoire sur l'inutilité des gaz acides, etc.).
Mon savant ami, M. le professeur Balcells,
dans son Mémoire présenté à la junte supé-

rieure de santé de Catalogne, et imprimé dans
le 2ᵉ numero du *Periodico de la sociedad de sa-
lud publica de Cataluna*, a professé la même
opinion. « Las fumigaciones acidas, comprendi-
» das las que resultan de la deflagración del
» nitro sobre un combustible, y comprendi-
» das aun los del clore en que tanto se habia
» confiado asi por motivo de los respectables
» nombres de Cruikshank, Mandull, Smith,
» Chaussier, Parmentier, Morveau y otros sa-
» bios que las han recomandadas, como por
» la brillantez de teoria en que se fundaba su
» accion sobre los miasmas, se han reconoci-
» do insuficientes por la infalible via de la ob-
» servacion. » Un peu plus loin il ajoute: « Las
» observaciones hechas por Aréjula, Bailly, y
» otros en Cartagena, Cadiz, Sevilla, Malaga,
» y varias partes de nuestro proprio reino nos
» desenganan, y no los avisa el sabio experi-
» mentado Lefort en unas notas que publicó
» en el tomo 52 del *Journal général de Mé-
» decine, chirurgie, et pharmacie* al qual me
» refiero. No obstante, atendidos los cambios
» de color, olor, sabor, consistencia y orden
» de composicion que el clore produce gene-
» ralmente en las sustancias animales y vege-
» tales que podemos examinar, es muy proba-

» ble por analogia que si no es capaz para des
» truir las emanaciones organicas, lo es para
» alterar las mas ò menos en sus proprieta-
» des. » Ce fut d'après cet exposé qu'après l'é-
pidémie, lorsqu'on désinfecta les maisons,
les meubles et le linge, on n'eut presque aucun
recours au chlore ni aux fumigations acides.

QUATRIÈME PARTIE.

De la manière dont l'air marécageux affecte
l'économie animale.

EN partant de la supposition que les *gaz azote*, *acides carbonique*, et *hydro-chlorique*, *hydrogène carboné*, l'*ammoniaque*, etc., sont les principes constituans de l'air marécageux, plusieurs auteurs, à la tête desquels se trouve le professeur Baumes, ont pensé que chacun de ces gaz, suivant sa prédominence, déterminait un genre de maladie. D'après cette opinion, lorsque le gaz hydrogène carboné est le principe dominant, il s'ensuit des érysipèles, des suffocations, des morts subites, des ophtalmies, etc. Beddoës, qui a fait une série de belles expériences sur l'application des gaz à la médecine, s'est convaincu que $\frac{1}{10}$ de ce gaz, ajouté à l'air commun, suffisait pour diminuer les forces et produire des vertiges qui persistent quelque temps même après qu'on l'a respiré. Lorsque c'est le gaz azote, ce sont des étourdissemens, un malaise général, des fièvres putrides, etc.

J.-B. Textois a même prétendu que le gaz, qu'il appelle oxidule d'azote, était la cause de toutes les maladies contagieuses. Suivant cette théorie, les seuls êtres vivans engendreraient le principe contagieux, et l'influence des marais et de la putréfaction végétale et animale serait nulle; ce qui est une erreur si étrange qu'elle n'a pas besoin d'être réfutée. Beddoës est bien loin d'attribuer des effets si pernicieux au gaz azote, puisqu'il l'a proposé pour le traitement de la phthisie pulmonaire, sans trouver, il est vrai, de sectateurs. Nous savons aussi qu'Ingenhouz, s'étant fait une plaie au doigt au moyen des cantharides, y éprouvait une grande douleur, en l'exposant au contact de l'air ou du gaz oxigène, et qu'en le plongeant dans le gaz azote ou l'acide carbonique, elle diminua considérablement et même cessa bientôt après: c'est ce qui fit proposer le premier pour le traitement des plaies. Quoi qu'il en soit, l'expérience a démontré que ce gaz n'est point vénéneux, et que lorsqu'on est exposé à son action, on meurt asphyxié, comme dans le vide.

Si l'ammoniaque prédomine, dit M. Baumes, ce sont des fièvres putrides, malignes, quelquefois pétéchiales, le kacyos d'Hippocrate, des dyssenteries, des charbons, des dépôts gangreneux, etc. M. Dupuytren attribue à ce gaz les phénomènes de la mitte [1]. Comment croire à ces opinions lorsque plusieurs savans, à la tête desquels je placerai le docteur Pringle, regardent l'ammoniaque comme un excellent anti-putride [2], et qu'on l'administre quelquefois avec succès dans le traitement des fièvres putrides adynamiques ?

L'azote et l'ammoniaque, délayés dans l'air, n'influent d'aucune manière sur la durée de la vie. J'ai soumis à plusieurs essais eudiométriques de l'air recueilli dans une bergerie dont la surface était de douze mètres carrés, et où étaient renfermées, depuis trois heures, deux cent cinquante bêtes à laine. L'air extérieur ne communiquait avec celui de la bergerie que par trois ouvertures d'un mètre de hauteur, sur deux décimètres de largeur [3]. J'ai soumis cet air à diverses épreuves eudiométriques, et je l'ai trouvé composé de

Sous-carbonate d'ammoniaque . 0, 07
Gaz azote 0, 78, 5
— Oxigène 0, 14, 5
                                   ———
                                   100

[1] Journal de médecine, n° 23.
[2] Maladies des armées, tome II, page 198.
[3] Une aveugle routine a fait adopter cette coutume.

J'ai analysé également l'air d'une écurie où étaient renfermés dix bœufs depuis six heures; il m'a donné :

Sous-carbonate d'ammoniaque. 0, 04
Gaz azote 0, 78, 5
— Oxigène. 0, 17, 5
                                        ――――――
                                        100

On voit, d'après cela, que l'air des bergeries est plus azoté et contient beaucoup plus de sous-carbonate d'ammoniaque que celui des écuries à bœufs. Cela tient sans doute au long séjour que fait le fumier dans les bergeries, lequel a quelquefois plus de cinq décimètres d'épaisseur, ainsi qu'à la mauvaise construction de ces bergeries qui sont très-basses et étouffées; enfin à l'entassement du bétail dans ces lieux [1].

Si l'azote et l'ammoniaque étaient la cause productrice des effets délétères des marais, les bergers et les valets de labour, qui couchent

vicieuse dans les bergeries du midi de la France; encore même a-t-on grand soin de boucher ces étroites ouvertures en hiver.

[1] La plupart des bergers ferment en été ces petites ouvertures, afin, disent-ils, qu'en faisant suer ces animaux la laine acquière plus de poids.

dans les bergeries et les écuries, devraient être constamment atteints de quelque affection morbifique, tandis que généralement ils sont frais, robustes, vigoureux, et parviennent presque tous à une extrême vieillesse. Dans la Suisse même, on a vu des médecins faire coucher des phthisiques dans des écuries à vaches, dont ils regardaient l'air comme un moyen curatif [1]. Il est bien prouvé que l'air des lieux humides et marécageux, porte avec lui le germe spécifique des fièvres d'accès. Mais à quoi doit-on l'attribuer? est-ce à l'humidité de cet air, ou bien à un gaz particulier? L'humidité peut, il est vrai, en amenant le relâchement des solides, être une cause prédisposante; quant au gaz, il nous est inconnu. Si c'était à un principe azotique que fussent dues les maladies contagieuses, épidémiques et épizootiques, dit le docteur Bouschon, l'oxigène serait toujours leur spécifique. Le protoxide d'azote est un gaz bien plus dangereux : l'expérience a cependant prouvé à M. Thénard, qu'il ne produisait aucune suite fâcheuse. Ce savant chimiste cite sept personnes qui ont res-

[1] Essai sur le séjour salutaire des étables dans la phthisie. Paris, 1767.

piré impunément, avec lui, ce gaz pur, et qui n'en ont éprouvé d'autre effet funeste que les accidens graves qui accompagnaient l'inspiration de ce protoxide, et qu'il a décrits dans son excellent Traité de chimie. L'on voit, d'après cela, combien l'opinion de M. Textois, sur les effets contagieux de l'oxidule d'azote, est mal fondée.

On ne saurait non plus attribuer les effets délétères des marais au gaz hydrogène perphosphoré, dont la présence n'y a été que soupçonnée; d'ailleurs, y fût-elle prouvée, une si faible quantité ne pourrait exercer aucune action sur l'économie animale. On suppose, dit Orfila [1], qu'il y en a quelquefois dans l'atmosphère, près des cimetières humides, et qu'il produit les feux follets en s'enflammant spontanément. D'après cette propriété de s'enflammer, lorsqu'il est en contact avec l'air, il est de toute impossibilité qu'il existe dans celui des marais.

Il serait ridicule de regarder l'acide hydro-sulfurique (gaz hydrogène sulfuré) comme une des causes du méphitisme des palus. L'on sait, il est vrai, d'après MM. Thénard et Du-

[1] Élémens de chimie médicale.

puytren, qu'un 0, 001 de ce gaz, mêlé à l'air
atmosphérique, tue les oiseaux; qu'il suffit de
$\frac{1}{300}$ pour un chien ordinaire, et qu'enfin, dans
un air qui en contient $\frac{1}{250}$ un cheval finit par
succomber. Chaussier avait déjà annoncé qu'il
ne fallait que plonger le corps des animaux dans
le gaz hydrogène sulfuré, pour leur donner
la mort. Nysten a observé que les adultes résis-
taient plus long-temps à cette épreuve, et que
les jeunes y succombaient bientôt. L'on peut
consulter aussi avec avantage les expériences
de MM. Magendie et Nysten, sur l'introduction
de quelques gaz dans l'économie animale.

Tous ces faits démontrent, il est vrai, l'action délétère du gaz acide hydro-sulfurique sur
les animaux, mais nullement sur l'espèce humaine; car ce serait une étrange erreur que de
regarder comme un poison pour l'homme ce
qui en est un pour les animaux, et *vice versâ*.
En effet, l'ellébore engraisse les cailles; les
chèvres broutent impunément la ciguë et quelques euphorbes; les cochons mangent la jus-
quiame; et les amandes amères sont un poison
subtil pour les chiens et les oiseaux, etc.

Tantaque in his rebus distantia differitasque est;
Et quod alis cibus est, alis ferat acre venenum.

Lucret., lib. 4.

Une nouvelle preuve de cette vérité, c'est
que, dans les laboratoires, lors de la prépara-
tion du gaz hydro-sulfurique, nous le respirons
en assez grande quantité sans aucun danger,
et qu'il est le principe minéralisateur d'une
classe d'eaux minérales dont la médecine re-
tire les plus grands secours. L'atmosphère qui
couvre les bassins et les baignoires de ces eaux
est très-chargée de ce gaz, qui, loin d'être nuisible à la santé, est regardé comme un très-
bon moyen curatif; il en est de même de son
emploi en fumigations pour le traitement des
maladies psoriques. Ce gaz enfin ne peut exister dans l'air conjointement avec l'ammoniaque, sans s'unir ensemble pour former un hy-
dro-sulfate ammoniacal.

L'acide carbonique, disséminé dans l'atmosphère, ne cause aucun danger. Lorsqu'il est
pur, il produit l'asphyxie par la privation de
l'air. Bergman soutient, d'après ses expériences, que ce gaz ne donne lieu à des effets
meurtriers qu'en éteignant toute irritabilité; de
façon que le cœur de ceux qui ont péri, asphyxiés par cet acide, n'est plus susceptible de
donner aucun signe. Il est d'ailleurs connu,
dit Chaptal [1], que les membres qu'on tient

[1] Art de faire le vin.

plongés pendant quelque temps dans ce gaz, s'y engourdissent. Le docteur Bouschon [1] assure qu'il n'est pas nuisible tant qu'il existe une suffisante quantité d'air vital dans les lieux où il est répandu. En effet, lors des vendanges, les paysans descendent dans les cuves, afin d'enlever le marc des raisins pour le porter au pressoir. L'atmosphère de ces cuves est très-chargée d'acide carbonique, sans que l'on en éprouve aucun danger. Les eaux minérales acidules, qui tiennent en dissolution jusqu'à leur volume de ce gaz acide, loin d'être délétères, opèrent souvent des cures inespérées. L'acide carbonique se trouve dans tous les vins nouveaux, et surtout en grande quantité dans tous les vins mousseux, la bière, le cidre, le poiré, etc.; et si l'abus de ces boissons est très-nuisible, ce n'est pas, à coup sûr, à l'acide carbonique qu'on doit l'attribuer. Enfin M. Guyton-Morveau, après avoir enlevé, par le moyen de l'eau de chaux, l'acide carbonique contenu dans l'air putride, se convainquit qu'il conservait son odeur : d'où il conclut que les effets de cet air sont indépendans de l'acide carbonique, puisque, après

[1] Annal. cliniques de Montpellier, tome VII.

la séparation de cet acide, il n'est pas désin-
fecté [1].

L'hydrogène carboné est regardé par Nysten comme n'étant pas délétère. N'ayant connaissance d'aucune expérience qui le prouve
d'une manière évidente, j'ai voulu m'assurer
de l'effet qu'il produirait sur moi. En conséquence, j'en remplis une vessie de contenance
de trois litres. Après m'être bouché le nez en
pressant les narines entre les doigts, je le res-
pirai par un tube; à la troisième inspiration,
j'éprouvai un tournement de tête violent, un
malaise et un abattement général, et à la quatrième une suffocation qui me força de suspendre cet essai pendant deux minutes. Je le
repris, et j'éprouvai les mêmes symptômes ; je
suspendis et je repris alternativement cet essai
jusqu'à ce que j'eusse employé 15 litres de ce
gaz. Il est bon de faire observer qu'en sortant
du poumon, il n'avait éprouvé aucune altération. Le lendemain, je fis un mélange de
10 parties de gaz hydrogène carboné, et de
90 d'air atmosphérique. J'en inspirai 60 litres
sans autre accident qu'un malaise et quelques
vertiges qui furent bientôt dissipés.

[1] Annales de chimie, tome XXXIX.

D'après ces faits, l'on ne peut raisonnable-
ment attribuer à ce gaz les funestes effets de
l'air des marais. J'en dirai autant du gaz hydrogène : Schéele, Chaptal, Bouillon-Lagrange,
etc., ont prouvé qu'on pouvait le respirer sans
aucun danger. « Il est certain, dit le docteur
» Bouschon, que les gaz n'ont rien de per-
» nicieux en eux-mêmes, et qu'on ne peut
» les regarder comme les causes essentielles
» des maladies épidémiques et contagieuses.
» il est vrai que le foyer d'où elles sortent est le
» même que celui d'où s'élèvent ces différens
» airs; mais la variété de caractère de ces af-
» fections, annonce pour chacune d'elles une
» source spécifique qui en détermine la forme
» et le génie; en sorte que, si les gaz entrent
» pour quelque chose dans leur production,
» on peut dire que ce n'est point par leur ac-
» tion immédiate, mais seulement sous leur
» influence que se développent les causes qui
» leur donnent naissance.

» Nous connaissons sans doute une partie
» des principes que ces gaz tiennent en disso-
» lution; mais pouvons-nous nous flatter qu'il
» n'en existe point d'autres qui échappent à
» nos recherches, et qui soient les causes les
» plus puissantes, comme les plus subtiles, de

» certaines affections morbides que nous ne
» pouvons pas juger *à priori*, mais seulement
» par leurs funestes effets ? Qui peut trouver
» dans les qualités propres d'aucun de ces gaz,
» une cause réelle et directe des fièvres mali-
» gnes, contagieuses, de la peste , de la fièvre
» jaune, de la petite-vérole et de toutes les mala-
» dies qui se prennent par voie de contagion ?
» Sans doute les gaz peuvent servir à modifier
» les êtres et à développer les élémens de ces
» maladies; mais ils ne les constituent pas eux-
» mêmes. » Cela est si vrai, qu'en quelques
proportions que ces divers gaz soient mêlés à
l'atmosphère dans laquelle on se trouve, à
moins qu'ils n'y soient en assez grande quantité
pour produire l'asphyxie, ils ne donnent lieu
à aucune maladie épidémique ou contagieuse,
s'ils ne portent point avec eux le germe spécifique de ces contagions. En vain m'objectera-
t-on qu'on a vu l'air, qui restait en stagnation
dans des lieux où étaient renfermées un grand
nombre de personnes, produire les effets les
plus funestes : je n'en disconviens pas ; mais
ce serait une étrange erreur que de les attribuer à sa désoxigénation et à une surabon-
dance de gaz acide carbonique. Il est aujour-
d'hui bien reconnu que les vapeurs qui s'élè-

vent du corps humain altèrent l'air et le rendent nuisible à la santé [1].

Cullen[2] assure aussi que les miasmes qui s'exhalent du corps de l'homme vivant, lorsqu'ils
sont accumulés dans un air stagnant, acquièrent
un tel degré de virulence, qu'ils deviennent le
germe d'une fièvre contagieuse. On en trouve
une foule d'exemples dans Zimmerman; je me
contenterai de citer les suivans : 1° Le roi du
Bengale ayant fait renfermer à Calicut 145 pri-
sonniers de guerre anglais dans une salle basse
dont la surface n'était que de dix-huit pieds
carrés, et qui n'avait que deux seules fenêtres de moyenne grandeur, dans douze heures
il y en eut 119 de morts [3].

2°. Le procès criminel qui fut jugé à Oxford
en 1559 a reçu le nom de *jugement noir*, parce
que les juges et la plupart des curieux qui se
trouvaient dans la salle périrent tout-à-coup.
En 1750, le même malheur arriva à Taunton.
Pringle a consigné, dans son ouvrage sur les
maladies des armées, un exemple déplorable
des effets désastreux de l'air vicié par la respi-

[1] Grant, Traité des fièvres, tome III.
[2] Élémens de médecine pratique, tome I.
[3] Ce fait se trouve aussi consigné dans l'ouvrage de
M. Rouland sur les propriétés de l'air.

ration et la transpiration. Ce fut lors des assises qui eurent lieu à Old-Bailey, en mai 1750.
Outre plusieurs causes d'insalubrité, la salle
était si petite, pour le grand nombre de personnes qu'elle contenait, que, sur six juges,
il en périt trois, et environ quarante personnes marquantes, sans compter celles d'un
rang inférieur dont la mort ne fut pas connue.
Les auteurs de l'article *Air* de l'Encyclopédie
méthodique ont calculé qu'environ 3,000 hommes, enfermés dans un espace d'un arpent,
donneraient lieu, dans un mois et quatre
jours, à une masse atmosphérique environ 71 pieds d'élévation, qui, n'étant pas ba-
layée par les vents, produirait les effets les
plus funestes sur le corps humain.

Plusieurs auteurs ont regardé la transpiration des animaux comme contribuant à l'infection de l'air ; cependant les exemples que j'ai
cités des valets de labour et des bergers, qui
couchent constamment dans les écuries et les
bergeries, semblent prouver le contraire.

D'après cet exposé, il est bien certain que
l'on ne peut attribuer aux gaz précités les
effets délétères des marais, d'autant plus
que l'action de ces gaz sur l'économie animale, lorsqu'ils sont mêlés avec l'air atmos-

phérique, est sans effet. D'ailleurs l'analyse chimique n'a pu encore y en trouver un atome. Nous n'avons d'autre connaissance de ces miasmes destructeurs que leurs fâcheux effets; tous les moyens chimiques employés jusqu'à nos jours ont été infructueux pour en déterminer la nature, et probablement le seront toujours, tant à cause de la petite quantité de principes sur laquelle il faut opérer, que par la grande précision qu'il faudrait dans les instrumens et les réactifs nécessaires. Je vais même plus loin, à cause de la différence des produits qui résultent de la putréfaction, suivant les causes prédisposantes. Car, s'il est des gaz qui en proviennent constamment, il en est d'autres qui ne sont qu'accidentels, et il n'est presque pas de substance animale qui, en se pourrissant, ne donne une odeur particulière que je regarde comme étant due à une portion de la substance putréfiée dissoute dans l'air. Ainsi le fumier des cochons diffère, par son odeur, de celui des bêtes à laine, et celui des écuries des bœufs et des vaches en exhale une qui lui est particulière. Enfin les matières fécales de l'homme, le poisson pourri, les viandes en putréfaction, les égouts, les latrines, les boucheries, etc., ont chacune une

odeur *sui generis*. L'air atmosphérique est non-
seulement le véhicule de tous les gaz qui s'é-
lèvent des corps en décomposition, mais encore de ceux qui s'exhalent des corps vivans,
et même des corps privés de vie et dans un
état sain. Quoique aucun agent chimique n'ait
pu encore le démontrer, il n'en est pas moins
vrai qu'ils sont bien reconnus par l'action
qu'ils exercent sur l'économie animale, et par
la manière dont l'air affecte nos sens. Tout le
monde connaît l'odeur particulière qu'exhalent les moulins à farine, les boucheries, et,
s'il faut donner des preuves de l'action, sur l'é-
conomie animale, des corps que l'air atmosphérique est susceptible de tenir en dissolution et en suspension, je citerai celles des
fleurs et des plantes odoriférantes.

Boyle assure que plusieurs personnes furent
purgées pour s'être trouvées dans un endroit
où l'on pilait de l'ellébore noir.

Philippe Salmutus [1] cite un fait plus curieux:
c'est celui d'un fameux médecin de Leipsick,
à qui il suffisait, lorsqu'il voulait se purger,
d'entrer dans un laboratoire de pharmacie au
moment qu'on préparait quelques purgatifs, et

---

[1] Observ. 8, cent. 13.

de les sentir. Ce moyen suffisait pour le purger
sept à huit fois, autant que celui qui aurait pris
une médecine ordinaire.

Le chancelier Bacon raconte que l'odeur
seule des herbes, mêlées avec de l'oignon et
de l'ail, entretint la vie d'un homme pendant
quatre jours.

Camus [1] rapporte que Démocrite vécut pendant trois jours en respirant la vapeur du pain
chaud. L'on sait aussi que les cuisiniers mangent fort peu, et que les vapeurs qui s'élèvent
des viandes cuites contribuent à les nourrir.
L'on peut consulter sur ce même sujet la dissertation du docteur Goy [2].

J'ai analysé avec la plus scrupuleuse attention l'air des étables, des bergeries, des latrines et des égouts ; et, à l'exception de l'ammoniaque dont j'ai bien reconnu l'existence
dans les trois premiers, je n'ai pu, quelque fétide que fût l'odeur, y trouver que les autres
principes constituans de l'air. Ces recherches
s'accordent très-bien avec celles de M. Guyton-de-Morveau, qui s'est convaincu par un
grand nombre d'expériences que la nature du

---

[1] Médecine de l'esprit.

[2] *Dissertatio physico-medica de odorum influxu in
economiam animalem.*

gaz putride, dû à la putréfaction animale, était inconnue.

Il est donc bien certain qu'on ne saurait attribuer les maladies occasionées par les effluves marécageux à la prédominence d'un des gaz précités [1], ainsi que l'ont fait quelques médecins, d'ailleurs recommandables par leurs talens. On doit, sans doute, des éloges à ceux qui marchent, comme l'a dit Fourcroy, et après lui le docteur Murat [2], avec les connaissances de leur siècle; mais le corps de l'homme est si compliqué, que les physiologistes désespèrent de jamais trouver la connaissance exacte de la manière dont s'opèrent la plupart des fonctions vitales, telles que la formation du sang, du lait, de l'urine, etc., ainsi que les phénomènes de la vie, etc., tant que cette même cause de la vie échappera à tous nos moyens d'analyse. Il est donc clair que l'explication

[1] M. Virenque, professeur de chimie à l'école de médecine de Montpellier, en traitant ce sujet dans une de ses leçons, combattit l'opinion contraire par une comparaison fort judicieuse. « Il est aussi ridicule, dit-il, d'aller chercher, dans la prédominence d'un gaz dans l'atmosphère, la cause de l'affection morbifique qui règne, que de vouloir trouver dans les cendres d'un cadavre la maladie dont il est mort. »

[2] Traité des maladies nocturnes.

hypothétique de l'action des gaz sur l'économie animale ne saurait faire la base d'une
théorie médicale. Un médecin doit, sans contredit, être instruit en chimie ; mais il ne faut
pas pour cela que l'esprit de système ou le dé-
sir d'innover lui fassent regarder le corps humain comme un laboratoire de chimie. Nous
n'avons encore soulevé qu'un coin du voile
dont la nature couvre ses nombreux secrets.
L'application de la chimie à la médecine peut
être de la plus grande utilité ; mais l'abus que
quelques hommes, doués de grandes connaissances en médecine, quoique peu habiles en chimie, en ont fait, loin de contribuer aux progrès
de l'art médical, n'a pu que les retarder. C'est
ce qui a fait dire à Fourcroy : « Doit-on, avec
» quelques auteurs modernes, classer toutes
» les maladies en hydrogénées, oxigénées,
» carbonées, azotées, suivant l'excès de l'un
» ou de l'autre de ces quatre principes ? Je ne
» crois pas que la science chimique soit assez
» avancée pour adopter ce mode de classifica-
» tion, et pour en faire la base d'une théorie
» médicale. Il n'y a ni observations assez
» nombreuses, ni expériences assez décisives,
» pour prendre ces aperçus comme des véri-
» tés prouvées. Je crains même que par des

» explications prématurées, on ne compro-
» mette le sort d'une science qui ne peut être
» d'une grande utilité qu'autant qu'on l'ap-
» plique à l'art de guérir avec la prudence et
» la réserve qu'exige ce dernier. L'enthou-
» siasme et l'imagination nuisent autant à ses
» progrès, que les préjugés et la résistance que
» quelques hommes opposent aux découvertes
» chimiques qui peuvent véritablement l'é-
» clairer [1]. »

D'après cela, j'aime mieux, avec les chimistes les plus distingués, admettre dans l'air
des marais et de la putréfaction une portion des
substances animale et végétale putréfiées, et
la reconnaître comme une des causes princi-
pales des affections morbifiques dues aux effluves marécageux. A la tête de ceux qui ont
professé cette opinion, je placerai Fourcroy ;
voici comme il s'explique : « On ne connaît
» pas la nature du gaz putride, à qui sont dûs
» ces terribles effets ; ce n'est point au gaz
» azote, comme l'avaient cru quelques méde-

---

[1] Système des connaissances chimiques. On peut consulter aussi M. Carbonell, *De chimiæ ad medicinam ap-
plicationis usu et abusu.* Montpellier, 1801, et ma traduction de la Dissertation sur la fièvre jaune, de MM. Piguillem frères, Riera, Cano, Lopez et Revert.

» cins modernes, qui lui avaient donné, à
» cause de cela, le nom de *septon* ou plutôt
» de *gaz septique*. Il est permis de soupçonner
» qu'ils doivent plutôt être attribués à l'action
» de la matière animale pourrie elle-même,
» qui, dissoute dans le gaz exhalé pendant la
» putréfaction, va porter sur les organes qui
» sont le foyer de la vie, son principe en-
» gourdissant ou affaiblissant, et verse dans le
» torrent des humeurs animales le germe ou
» le ferment putride qu'elles sont malheureu-
» sement si disposées à recevoir [1]. »

Rouland [2] avait admis déjà l'existence de
beaucoup de parties animales putréfiées dans
l'air. Il avait même pensé que la matière végétale et animale, lors même qu'elle est fraîche
et éloignée de toute putréfaction, exhale néan-
moins quelque chose d'une nature fort nuisible à l'économie animale. MM. Fournier et Bé-
gin [3] ne se sont pas prononcés sur la nature de
l'air des marais ; ils se sont contentés de dire,
avec tous les auteurs qui les ont précédés,
qu'il était démontré, autant qu'une chose peut
l'être en médecine, que les émanations élevées

[1] *Loco citato.*
[2] Tableau historique des propriétés de l'air, p. 110.
[3] Dictionnaire des sciences médicales.

des substances en putréfaction sont les vérita-
bles causes des maladies dont nous avons parlé,
et qui résultent de l'irritation du canal digestif par ces miasmes qui pénètrent soit par l'absorption cutanée, soit par les voies pulmonai-
res, soit par la déglutition de la salive impré-
gnée de l'air qui les tient en suspension, soit
enfin par l'injection des alimens solides ou liquides. Le docteur Gianini, de Milan, soutient que le miasme des marécages est imagi-
naire, et que l'effet débilitant de l'air qu'on
respire dans les lieux marécageux produit la
maladie qu'on attribue au miasme. Lafont-
Gouzi partage entièrement cette opinion [1]. Il
est bien prouvé qu'il est survenu des épidémies
très-meurtrières pour avoir mangé abondamment des poissons tués par la gelée, qui, dans
ce cas et suivant les observations de M. La
Roche [2], sont dans un état voisin de la putréfaction. Enfin, ce qui contribue à prouver l'action de la substance animale pourrie, c'est l'é-
vénement qui eut lieu à l'église de Dijon et
l'observation du P. Cotte, rapportée par M. Bar-

---

[1] *Vid.* sa traduction de la Dissertation de Rubini sur
les moyens de prévenir les rechutes des fièvres intermittentes.

[2] Fonctions du système nerveux, tome II.

thès , au sujet d'un fossoyeur qui , se trouvant frappé par la vapeur infecte qui s'exhala d'un cadavre à demi consumé , tomba mort aussitôt sans qu'on pût le rappeler à la vie. On lui ouvrit la veine, et il en sortit quelques gouttes d'un sang noir et corrompu.

Ce serait donc une étrange erreur que d'attribuer toutes les épidémies aux effluves marécageux; il est tant d'autres causes qui peuvent les produire, surtout les variations de l'atmosphère. Je n'entreprendrai point de les décrire, je m'éloignerais trop de mon but. Je me bornerai à faire observer que la plupart des maladies épidémiques et contagieuses paraissent avoir chacune un virus ou un germe spécifique, qui ne peut engendrer que la même maladie. Ainsi la petite-vérole, la gale, la rage, la fièvre jaune, la peste, la rougeole, et généralement toutes les maladies contagieuses, produisent des maladies de même nature. Nous avons, dit Cruickshank, plusieurs exemples de la consomption pulmonaire, produite pour avoir respiré un air putride; et nous sommes convaincus, ajoute en même temps le docteur Bouschon, que la respiration de l'air de la chambre d'un phthisique a infecté plusieurs de ceux qui étaient obligés d'être avec lui. On voit par-là que les maladies contagieuses, épidémiques, endémiques, etc., sont dues à certains miasmes spécifiques que l'art n'a pas reconnus dans toutes. D'après cette théorie, ce n'est point dans l'existence de tel ou tel autre gaz dans l'air marécageux, qu'on doit chercher la cause des maladies qu'il produit, mais dans un germe spécifique qu'il porte avec lui.

Les miasmes délétères n'agissent pas également sur tous les individus. Il en est qui finissent par s'y habituer, au point de n'en recevoir aucune fâcheuse impression. On s'accoutume, dit Rigaud de l'Isle, au mauvais air qui est un poison, comme on s'accoutume à l'opium, à la ciguë, dont on peut chaque jour augmenter un peu la dose [1]. Les religieuses qui desservent les hospices, en sont un exemple frappant. Malgré qu'elles vivent dans une atmosphère viciée, la plupart parviennent à une extrême vieillesse, et l'on ne peut s'empêcher de convenir que les miasmes des maladies contagieuses ne soient aussi des poisons qui attaquent souvent le principe de la vie directement [2].

[1] *Loco citato*, page 54.

[2] Barthès, *loco citato*.

Nous savons aussi que, dans tous les pays marécageux et dans ceux où la peste est endémique, les naturels sont moins exposés à contracter ces maladies que les étrangers [1].

Quelques auteurs ont avancé que, dans les pays situés entre les tropiques, les gaz marécageux ne produisent que des fièvres intermittentes et rémittentes bilieuses chez les naturels, et la fièvre jaune chez les étrangers. « Estos gases pantonosos que en los naturales » de los paises situados entre los tropicos, solo » dan lugar à las intermitentes y remitentes » biliosas, son los que producen calentura » amarilla en los extrangeros no acostumbra- » dos à aquellas constituciones admofericas [2]. » Tels sont les effets du suétisme. Il est même prouvé qu'une fois que le corps animal est fortement habitué à vivre dans un mauvais air, il est dangereux de l'en arracher tout-à-coup. M. Clerc, cité par M. Barthès, rapporte que les

[1] J'ai vu, à la superbe fabrique des produits chimiques du professeur Bérard, un homme qui, depuis trente ans, qu'il est employé à la combustion du soufre pour la formation de l'acide sulfurique, n'en a jamais éprouvé la moindre incommodité, tant ses organes se sont familiarisés avec le gaz acide sulfureux.

[2] *Memoria sobre la calentura amarilla* , de Piguillem frères, Riera, Lopez, Cano et Revert.

Kamtschadales vivent d'alimens putréfiés sans
en être incommodés, tandis qu'une nourriture
plus saine devient pour eux un poison lent, auquel la plupart succombent, et auquel les autres
ne peuvent s'accoutumer qu'après en avoir souf-
fert long-temps. Suivant ce dernier auteur, une
longue habitude peut même rendre un air vicié
plus convenable à l'économie animale qu'un
air pur. Il cite, à l'appui de son opinion, une
observation très-curieuse de Sanctorius [1], au
sujet d'un homme qui, après vingt ans de
séjour dans un cachot infect, contracta, en
sortant, une fièvre maligne, et dont la santé,
après sa guérison, resta délabrée pendant une
année, époque à laquelle, ayant été empri-
sonné pour un nouveau crime, il fut entièrement guéri. M. Barthès dit avoir eu connaissance d'un fait analogue [2]. Je pourrais
multiplier ces citations, si celles que je viens
d'exposer n'étaient pas suffisantes, et si elles
n'avaient pas été puisées dans des ouvrages
qui jouissent d'une juste célébrité.

[1] *Meth. vitand. errores in mediciná*, page 226.
[2] *Loco citato*, tome II.

CINQUIÈME PARTIE.

—

Des moyens propres à détruire les effluves ma-
récageux, et à se préserver de leurs funestes
effets.

Il est plusieurs moyens propres à changer
l'atmosphère des pays marécageux, à désinfecter l'air des marais, et à se préserver de
ses funestes effets. Pour garder plus d'ordre
dans leur énumération, je sous-diviserai cette
partie de mon ouvrage en trois chapitres.

CHAPITRE PREMIER.

On connaît trois moyens généraux propres
à changer l'atmosphère des pays marécageux.
Le premier est le desséchement des palus; le
second consiste à les tenir submergés; et le
troisième à les combler.

Le desséchement paraît être un des plus
aisés et celui qu'on pratique le plus souvent,
lorsqu'on a une pente suffisante pour l'écou-

lement des eaux; mais il amène avec lui des suites fâcheuses. L'expérience a prouvé que les deux ou trois années qui suivent le desséchement des marais sont plus meurtrières que les précédentes. Les travailleurs sont exposés à de grands inconvéniens, surtout ceux qui restent dans la vase; ils favorisent par le piétinement le dégagement des effluves marécageux. J'ai vu neuf personnes employées à faucher des végétaux, dans le grand fossé du marais du Cercle, qui furent attaquées, quelques jours après, de fièvres intermittentes bilieuses, auxquelles une femme succomba; les huit autres individus eurent, à la suite, des accès de fièvre qu'ils gardèrent près de neuf mois [1]. On doit, pour diminuer les dangers, employer autant de monde qu'on peut, ne point envoyer les ouvriers de trop bonne heure au travail, et avoir soin de les faire retirer avant le coucher du soleil; sinon, il arrive que l'air, qui durant la chaleur du jour n'a dissous une quantité de gaz marécageux qu'en faveur de l'élévation de sa température,

---

[1] J'ai consigné ce fait dans un Mémoire que j'adressai à la Société littéraire de Varsovie, et dans ma Dissertation physique et chimique sur l'air, page 54. Montpellier, an XI, in-4°.

venant à éprouver le soir un refroidissement qui le porte à la supersaturation, en abandonne une grande partie qui, se joignant à ceux qui se dégagent continuellement, forme un brouillard très-malfaisant. Voilà pourquoi il est plus dangereux de respirer l'air marécageux la nuit que le jour. Le moment le moins défavorable est celui où le soleil chauffe le plus l'atmosphère; le plus désastreux est immédiatement après son coucher ou demi-heure avant son lever. On peut consulter à ce sujet l'excellent ouvrage publié par M. Baumes : on y verra la manière de diriger les ouvriers, etc. Bordeaux nous offre un exemple des effets salutaires produits par les desséchemens des marais. Cette ville était affligée, tous les ans, d'une maladie pestilentielle, qui reconnaissait pour cause les vapeurs délétères d'un marais; M. le cardinal de Sourdis l'ayant fait dessécher, l'épidémie cessa [1].

Il arrive quelquefois que le desséchement ne peut s'effectuer, soit parce que le terrain est trop bas, soit pour d'autres causes. On doit alors, si cela est possible, le tenir sub-

[1] Mémoires de la Société royale de médecine, tome I, page 187.

mergé. La grande quantité d'eau s'opposant à la putréfaction des substances végétales et animales, l'air conserve toute sa pureté, ainsi que l'a fort bien démontré Beccher [1]. Je me bornerai donc à en donner une preuve que j'extrairai du travail du professeur Baumes : « Empédocle délivra les Salentins des exhalaisons dangereuses dont ils étaient incommodés, en faisant conduire, dans leurs marais, deux rivières voisines qui les purgèrent de leurs eaux croupissantes, et l'air n'en fut plus infecté ; les maladies qui avaient été la suite de ces vapeurs malignes, cessèrent aussitôt. »

Enfin, quand ces deux moyens sont impraticables, le plus difficile, le plus long, le plus dispendieux, et en même temps le plus sûr et le meilleur de tous, est de les combler. On évite par-là les dangereux effets de ces miasmes destructeurs que laisse dégager la tourbe du moment qu'elle se dessèche, et le sol se trouvant pour lors beaucoup plus élevé, on n'a plus à craindre qu'il redevienne marais.

Lorsqu'on veut opérer le desséchement d'un palus, on recourt au premier et au dernier

[1] *Loco citato*, page 140.

9[*]

moyen, parce que, lorsqu'on a évacué la plus grande partie des eaux, on est obligé d'attérir les endroits les plus bas.

CHAPITRE DEUXIÈME.

Des moyens propres à désinfecter l'air.

Il est une infinité de moyens propres à la désinfection de l'air ; les uns qu'on pratique en grand, et les autres dans des espaces plus resserrés. C'est parmi ces derniers que la chimie a fait de grandes et utiles découvertes.

Le feu et la fumée peuvent être considérés comme un moyen très-salutaire ; il suffit pour cela de brûler de grandes quantités de substances végétales un peu mouillées. Baumes rapporte, d'après les Mémoires de la Société royale de médecine, tom. III, qu'une épaisse fumée qui s'éleva au même instant de cent vingt bûchers de bois de genièvre, et qui couvrit le village de Bois-le-Roi, suffit presque elle seule pour faire cesser l'épidémie désastreuse dont ses habitans étaient affligés. Galien [1] dit que les flammes du Vésuve purifiaient l'air des lieux circonvoisins ; d'après cela il y en-

[1] *Meth. medendi.*

voyait ses malades pour leur faire promptement recouvrer leurs forces. Lors de la
grande peste qui désola Athènes, Acron, médecin d'Agrigente, sauva plusieurs malades en
les tenant auprès de grands feux, et acquit,
par cette pratique salutaire, une grande réputation. Lind vante beaucoup les bons
effets du feu et de la fumée contre les
fièvres contagieuses. Pringle, dans ses Discours sur la conservation des gens de mer,
leur donne les mêmes éloges. MM. Rigaud de
l'Isle, de Prony, Ivard, et de Fougères, ont vu
dans le coin le plus infect des Marais-Pontins,
un homme employé depuis quelques années à
la fabrication de la tourbe, n'y avoir éprouvé
aucune maladie. Pour s'en garantir, il ren-
trait dans sa cabane au coucher du soleil, en
y faisant constamment du feu, et pendant le
jour il ne quittait jamais ses fourneaux. On
a fait une remarque singulière, c'est que la
fumée du charbon de terre en combustion
est un excellent anti-pestilentiel. Le traducteur
de Zimmerman observe à ce sujet que l'insalubrité de l'air de Halle en Saxe a cessé depuis
qu'on y brûle du charbon de terre. Hoffman
et Van-Swieten ont fait la même observation.
« *Verum est alia plura salutaribus effluviis*

morborum epidemicorum latente in aere causæ enervare observata sunt. Notabile est quod, apud celeberrimum Hoffmanum legitur, Halam, antè usum carbonum fossilium, quorum jam ingens copia ad salis coctionem incenditur, multis malignis morbis, febribus petechialibus, ac dyssenteriâ fuisse infestatam; et malo scorbutico huic urbi familiarissimo, obiisse quam plurimos; qui omnes morbi per divinam gratiam jam ferè per viginti annos est quo carbonum fossilium usus increbuit, ex finibus nostris recesserunt. (In Aphor. Boërh., tom. V.) Non content de connaître les effets salutaires du feu, le docteur Bonnet, avec plusieurs autres auteurs, ont voulu expliquer la manière dont il agissait sur les miasmes marécageux ; l'exposé suivant va nous prouver qu'ils se sont égarés dans le vaste champ de l'hypothèse. Le gaz hydrogène et le gaz hydrogène carboné, dit ce médecin [1], venant à brûler, forment de l'eau et de l'acide carbonique ; cet acide s'unit au gaz ammoniac et donne lieu à la formation du carbonate d'amoniaque, qui se précipite ainsi que l'eau, en entraînant une partie de l'acide carbonique du

[1] Essai sur la purification de l'air, page 17.

moment que la température de l'air diminue. Si nous examinons maintenant avec soin ce qui se passe dans nos laboratoires de chimie, nous verrons que les combinaisons nouvelles ne peuvent avoir lieu qu'en exposant ces gaz dans des tubes de porcelaine ou de fer à une très-forte chaleur ; et certes celle qui provient des combustions végétales, en opérant d'abord la dilatation de ces gaz, ne peut exercer aucune action sur eux. Je pense donc que la purification de l'air par le feu ne dépend point de la destruction des gaz marécageux, mais de la dilatabilité de l'air par le calorique. Par cette dilatation, l'air devenant plus léger, à cause de l'expansibilité qu'il a acquise, les miasmes se trouvent aussi plus rares, et les couches atmosphériques latérales, acquérant plus de densité, doivent, en le forçant à s'élever très-haut, venir occuper sa place. Ainsi, cet air vicié, se trouvant remplacé par de l'air pur, loin de porter atteinte à l'économie animale, doit être regardé comme un moyen préservatif.

Le docteur Baumes et Samuel Mitchill recommandent la chaux et les alcalis comme neutralisant parfaitement les gaz marécageux. Ils citent à l'appui de cette assertion une épidémie qui avait lieu dans une habitation de Saint-Domingue , et qui cessa au moyen de dix barils de chaux qu'on jeta dans les cloaques qui infectaient l'air [1]. En partant de ce même principe , on peut employer avec le plus grand succès le plâtre (sulfate de chaux), qui absorbe et neutralise promptement les gaz méphitiques. C'est en vertu de cette propriété qu'on l'emploie maintenant à utiliser les matières liquides des bassins de la voirie de Montfaucon, en les convertissant en un engrais terreux, auquel MM. Donat et compagnie , qui ont obtenu un brevet d'invention pour cette exploitation , donnent le nom d'*urate*.

La culture des terres et les plantations nombreuses contribuent beaucoup à la purification de l'air. L'expérience a démontré cette vérité. Si nous consultons l'excellent Mémoire de M. Rigaud de l'Isle , nous verrons que sur le mont Argentel , au-dessus du village de Santo-Stephano , il y a un couvent de passionistes qui a perdu toute la réputation de sa-

[1] Madame Vibert du Boule a tiré parti de cette propriété en combinant la chaux avec les matières fécales, pour en former son engrais connu sous le nom de poudrette.

lubrité dont il jouissait, depuis qu'on a fait raser les bois de haute futaie dont il était environné. Volney raconte que le pape Benoît XIV ayant ordonné une coupe de bois à Velletri, près des Marais-Pontins, il régna, pendant les trois années suivantes, dans toute la contrée, et même dans des lieux où elles n'atteignaient jamais, des maladies contagieuses qui firent les plus grands ravages. Les forêts ont d'ailleurs l'avantage inappréciable de former un mur impénétrable entre les marais et les pays où ils peuvent exercer leurs funestes effets. L'on a même observé qu'il suffisait de l'interposition d'une montagne, d'un bois, d'un mur élevé et même d'une simple toile pour préserver un pays de l'action des effluves marécageux. Depuis long-temps Lancisi a démontré, par une foule d'exemples, l'avantage des bois plantés entre les marais et les pays qu'on habite, ainsi que les périls où l'on s'expose en les détruisant. Il pense que c'est ce motif qui avait fait jadis consacrer les forêts. L'on peut consulter avec le plus grand avantage les ouvrages suivans qu'il nous a donnés: *De Sylvá citernæ nonnisi per partes excidendá consilium.*

De lucis generatim deque sylvarum utili-
tate, præsertim ubi palus exhauriri non potest.
De Noxiis palud. effluv.

Ainsi que celui : *De Restituendâ salubritate*
agri Romani, par Bap. Donus, Rome, 1598.

Aldrovande, liv. 1, tract. 2.

Joseph Ceredi, 3° *Discorso dal modo di*
alzar le acque dei luoghi bassi, etc.

Les végétaux aquatiques, ainsi que ceux qui
croissent dans les terroirs humides, ont surtout la propriété de désinfecter l'air et d'ex-
haler beaucoup de gaz oxigène. De ce nombre
sont, parmi les plantes :

Le *polygonum hidropiper* de Linné ;

La conferve, *conferva bullosa et rivularis*, id. ;

Le capucine, *tropeolum majus*, id., etc.

Parmi les arbres :

Le peuplier, *populus alba et nigra*, id. ;

Le saule, *salix alba*, id. ;

L'aune, *betula ulnus*, id. ;

Le platane, *platanus orientalis et occidentalis* ;

L'orme, *ulmus campestris*, id., etc.

Il en est de même de tous ceux qui donnent
de la térébenthine, tels que :

Le pin ordinaire, *pinus sylvestris*, id. ;

Le mélèse, *pinus larix ;*

Le sapin, *pinus abies*, etc.

Ces observations ne sont pas dénuées de fondement; des plantes que M. Priestley avait renfermées sous des cloches remplies d'air vicié, y végétèrent très-bien; et, au bout de quelques jours, cet air devint aussi sain que celui de l'atmosphère.

Il faut éloigner autant qu'on peut les cimetières des lieux habités, et les placer toujours sous le vent dominant, quoique quelques auteurs aient prétendu que les effluves, qui sont le produit de la putréfaction, étaient propres à en garantir l'air. C'est peut-être ce qui a fait dire à M. de Châteaubriand que les raisons qu'on avait données pour ne plus enterrer les cadavres dans les églises n'étaient pas bien convaincantes. L'opinion de ce savant peut être d'un très-grand poids en littérature, mais en médecine je la crois un peu erronée. Il me suffira, pour le prouver, de citer les faits suivans, consignés dans l'*Encyclopédie méthodique*, article *Air*, et dans le Mémoire de M. Bouschon. Le 20 avril 1773, des fossoyeurs ayant ouvert une fosse dans la ville de Dijon, et descendu un cadavre, sa bière et celle d'un autre, qui avait été enterré le 3 mars précédent, s'entr'ouvrirent toutes deux en se heurtant. Aussitôt il se répandit une odeur si fétide, que tous les assistans furent obligés de s'enfuir. De cent vingt jeunes gens des deux sexes que l'on préparait à des exercices religieux, cent quatorze tombèrent dangereusement malades d'une fièvre putride vermineuse, accompagnée d'inflammation, d'hémorragies et d'éruptions cutanées; dix-huit en moururent. Un autre fossoyeur tomba mort en creusant une sépulture; il avait par malheur entr'ouvert un vieux cercueil.

D'après la propriété dont jouissent les plantes de désinfecter l'air, on ne saurait assez recommander de planter les cimetières. Prenons donc soin d'embellir notre dernier asile; car, outre l'agrément que ces plantations nous offriront, elles contribueront encore à la salubrité de l'air.

Les bois ! ils sont des morts le véritable asile :
Là , donnez à chacun un bocage tranquille ;
Couvrez de leur nom seul leur humble monument,
De l'urne d'un héros son nom est l'ornement.

« Il semble, dit Legouvé, que la nature ait planté les forêts pour offrir un abri à notre cendre : leur vaste silence convient à celui de la mort, leurs ténèbres à la nuit du cercueil, leur calme à la paix de la tombe; et l'on croirait que les rameaux de leurs arbres, en se penchant vers la terre, cherchent une urne ou un marbre funéraire pour le couvrir de leur feuillage.

. . . . Au fond d'un vert bocage
Il place les tombeaux, il les couvre de fleurs,
Et pense respirer, quand sa main les arrose,
L'âme de son ami dans l'odeur d'une rose. »

Enfin, les ouvrages de ceux qui ont voyagé en Suisse attestent que la piété filiale prend soin de planter des fleurs autour des tombeaux.

L'utilité des plantations des cimetières est reconnue depuis fort long-temps, puisque dans le seizième siècle plusieurs ordonnances synodales prescrivaient aux curés de planter, dans le lieu des sépultures, des noyers ou des hêtres, pour en extraire l'huile nécessaire pour l'entretien des lampes de l'église. Depuis, les plantations d'arbres dans les cimetières ont été ordonnées par une loi du 11 juin 1804. Sur ce point les Espagnols l'emportent sur nous : il est des villages dans le royaume de Grenade, en Andalousie, etc., qui ont des cimetières charmans : celui d'Antequera surtout semble un parterre parsemé de fleurs; il est planté d'alisiers, de pommiers, etc.

Les ventilateurs peuvent être d'un grand
secours. On connaît divers moyens propres à
ventiler l'air ; le plus commode est celui qu'on
pratique avec des roues formées d'ailes très-
larges, à peu près de la même forme que
celles des moulins à vent. L'agitation et l'élévation de l'eau dans l'air sont encore un assez
bon préservatif. Priestley observe qu'il faut,
pour que l'agitation de l'eau enlève à l'air
sa qualité délétère, qu'elle soit continuée très-
long-temps. Malgré l'autorité de cet illustre
physicien, il n'est pas bien prouvé que l'eau
enlève à l'air sa qualité délétère ; ce que l'expérience a confirmé, c'est qu'elle le dépouille
d'une partie de son oxigène.

On connaît enfin des substances qui exercent
une si grande action sur les gaz putrides, que
je ne puis me dispenser d'en parler avec quelque détail.

Il est bon de faire observer que ces moyens
n'ont encore été employés que dans des lieux
d'une moindre étendue, tels que les vaisseaux
de guerre, les hôpitaux, les prisons, etc., mais
d'une manière si efficace, qu'on ne saurait trop
les recommander.

Une longue tradition a consacré la coutume de brûler, pour purifier l'air, des subs-

tances odorantes, telles que le benjoin, l'en-
cens, la myrrhe, etc., ainsi qu'une foule de
plantes aromatiques. M. Guyton-Morveau a
prouvé que ces vapeurs odoriférantes ne faisaient que masquer l'odeur fétide de l'air, sans
le désinfecter [1]. Cet usage, il est vrai, n'était
pas général, puisque nous savons qu'à Madrid
on avait, dans chaque maison, des chaises per-
cées qu'on vidait dans les rues. M. Rouland
assure qu'un vieux préjugé faisait regarder
cette coutume singulière comme nécessaire
pour corriger la température de l'air, ce qui
prouve que chaque peuple a ses préjugés. Les
sauvages de la Floride, par exemple, brûlaient
les corps de leurs médecins, et s'en distri-
buaient les cendres, qu'ils regardaient comme

---

[1] M. Guyton-Morveau voulant faire l'analyse du gaz
putride, fit putréfier de la chair crue : le gaz fétide qui
se dégagea de cette décomposition animale, ayant été
traité par l'eau de chaux, y forma un précipité blanc
qu'il reconnut être un carbonate de chaux; mais sa mauvaise odeur persista toujours, ce qui semble annoncer
que ses effets délétères sont indépendans de l'acide carbonique. Des papiers colorés par le bois de Fernambouc,
le curcuma, les fleurs de mauve, les dissolutions cui-
vreuses, etc., n'éprouvèrent presque aucun changement,
ce qui porta ce chimiste à conclure que l'ammoniaque n'y
existait pas libre. Ayant enfin soumis cet air vicié à des

un préservatif contre les maladies [1]. En France, on ne leur faisait pas tant d'honneur; ils n'étaient distingués des autres professions que par la défense qui leur était faite de se marier, afin qu'ils fussent totalement occupés d'un état si important, et qu'ils n'en fussent point distraits par les soins d'un ménage, et par l'éducation et l'établissement de leurs enfans. Ce ne fut qu'en 1452 que le cardinal d'Estouteville apporta en France une bulle de Jean XXII, qui leur permit de se marier [2].

Ce pape voulut, par cet acte, donner une nouvelle preuve de son estime pour un art

expériences eudiométriques, il vit que la quantité de gaz oxigène y était, à peu de chose près, la même que dans l'air non vicié, et que les effets délétères du premier ne dépendaient point de l'absence de l'air vital. N'ayant pu parvenir à connaître la nature du gaz putride, M. Guyton retira, pour fruit de ses expériences, la connaissance des moyens propres à le détruire. Il fit agir sur ce gaz diverses substances, et il conclut que toutes celles qui lui faisaient subir une altération marquée, et détruisaient totalement sa mauvaise odeur, devaient être considérées comme de puissans anti-contagieux.(*Vid.* son Mémoire inséré dans les Annales de chimie, t. XXXIX, page 76.)

[1] Des Tombeaux ou de l'Influence des institutions funèbres sur les mœurs; par J. Girard.

[2] Traité de l'opinion, par Legendre, tome I.

qu'il avait lui-même exercé. Suivant la chronique, il avait été docteur de l'école de Médecine de Montpellier, partisan zélé de la doctrine des Arabes, et auteur de plusieurs ouvrages de médecine, entre autres du Trésor des pauvres [1]. Au reste, il n'est pas le seul pontife qui ait reçu le bonnet doctoral; nous avons encore :

Saint Eusèbe, pape, médecin et fils d'un médecin grec;

Paul II, qui, après avoir ceint la tiare, allait visiter encore les malades, ordonnait les médicamens, et les leur distribuait;

Nicolas V, que Tiraqueau a placé parmi les médecins [2].

Mais revenons à mon sujet. L'on a reconnu

---

[1] Jean XXII avait pour son temps de grandes connaissances en chimie. Il était si convaincu de l'inutilité des recherches des alchimistes, de leur mauvaise foi, et de leur penchant à faire des dupes après avoir dévoré leur fortune en cherchant le grand œuvre, que dans sa constitution il ordonna que les alchimistes seraient emprisonnés et regardés comme infâmes, et que les prêtres qui s'y livreraient seraient privés de leurs bénéfices.(*Vid.* le Nouveau Cours de chimie suivant les principes de Newton et de Stals.)

[2] D. Vink, *Amœnit,* § 3, c. 4. Platin. *in Paul II,* et Tiraqueau, *de Nobilit.,* c. 31.

aussi que la détonnation de la poudre à canon, le vinaigre pur ou chargé des principes des plantes aromatiques qu'on y fait infuser (vinaigre des quatre voleurs), ne désinfectaient point l'air. L'action de l'acide acétique concentré est bien différente. M. Guyton-Morveau parvint, par son moyen, à dépouiller l'air de son odeur infecte.

Les effets des acides sulfureux et sulfurique furent peu sensibles ; il n'en fut pas de même de l'acide hydro-chlorique, qui détruisit bientôt son odeur fétide [1]. C'est ici que les faits viennent à l'appui de ses expériences. M. Guyton-Morveau désinfecta les caves sépulcrales de l'église principale de Dijon, ainsi que les cachots, en pratiquant des fumigations avec ce dernier gaz acide. Les Anglais ont employé avec succès l'acide nitrique réduit en vapeurs. M. Menziès,

---

[1] Il est maintenant bien reconnu que l'acide sulfureux produit de très-bons effets. Il se dégage abondamment pendant la combustion de la plupart des charbons de terre. Aussi le traducteur de Zimmerman observe que l'insalubrité de l'air de *Halle* en Saxe a cessé depuis qu'on y brûle des charbons de terre. *Hoffman* a fait la même remarque, et *Van-Swieten* l'a citée, *in Aph. Boërh. Comment.*, tome V, page 158.

chirurgien de la marine royale anglaise, d'a-
près les conseils du docteur Smith, ayant pra-
tiqué avec exactitude des fumigations nitriques
sur le vaisseau *l'Union*, la mortalité cessa.
M. Menziès observe qu'il faut savoir réduire
cet acide en vapeurs sans le décomposer; sinon il peut se transformer en gaz nitreux, et
causer des accidens auxquels il serait difficile
de remédier. M. Guyton-Morveau a fort bien
remarqué que cet acide contenant toujours
du gaz nitreux, son action doit être nuisible à
ceux qui le respirent.

L'acide muriatique oxigéné, connu maintenant sous le nom de chlore, agit enfin d'une
manière si prompte sur le gaz putride, que son
odeur disparaît aussitôt; de sorte qu'on regarde
avec juste raison le chlore comme le plus puis-
sant de tous les anti-contagieux, tant par la facilité avec laquelle il détruit le gaz putride,
que par la certitude de son action. C'est encore à M. Guyton-Morveau que nous sommes
redevables de cette importante découverte,
qui est maintenant adoptée par toutes les nations [1].

---

[1] Lorsqu'on regardait le chlore comme un composé
d'acide muriatique et d'oxigène, on expliquait son ac-

M. Rollo en a obtenu en Angleterre des effets merveilleux. Cruiskshanck et une infinité d'autres médecins ont donné la préférence à ce gaz. C'est par ce moyen qu'en l'an III, mon ami, feu M. Joyeuse, désinfecta l'hôpital Dugommier, à Perpignan [1]. Enfin, dans l'ouvrage de M. Guyton-Morveau on trouve une foule de faits très-curieux, qui attestent l'efficacité des vertus anti-contagieuses du gaz chlorique.

Le meilleur procédé propre à le dégager, pour les fumigations, consiste à prendre :

Hydro-chlorate de soude (sel marin) . . 2.

Per-oxide de manganèse. . . . . 1.

Mêlez et délayez ce mélange dans une petite quantité d'eau, et versez ensuite par intervalles de l'acide sulfurique concentré.

Lorsqu'on veut désinfecter les salles, on évacue les malades, on ferme les portes et les

tion sur le gaz putride de la manière suivante. L'oxigène se porte sur l'hydrogène carboné, et forme de l'eau et de l'acide carbonique, et l'acide muriatique et ce dernier acide s'emparent de l'ammoniaque. Maintenant que le chlore a été reconnu pour corps simple, cette théorie doit nécessairement s'écrouler, et l'on doit conclure que l'on ne connaît son action sur le gaz putride que par ses effets.

[1] Ma Dissertation sur l'air, page 61.

fenêtres; on place ensuite plusieurs réchauds
à dix pas de distance les uns des autres, et l'on
pratique les fumigations comme je l'ai déjà in-
diqué. Au bout de demi-heure, on ouvre les
portes et les fenêtres; et, lorsque l'odeur du
chlore s'est dissipée, on remet les malades dans
la salle. Tels sont les moyens que nous offre la
chimie; l'expérience et l'observation en ont
confirmé l'efficacité [1].

Des moyens hygiététiques propres à se preser-
ver de l'action des miasmes marécageux.

Si le desséchement des marais est le moyen
le plus sûr de se délivrer à jamais des funestes
effets des gaz qui se dégagent de ces foyers d'infection, il est aussi des moyens hygiététiques
qu'on ne saurait trop recommander. Essayons
d'en exposer quelques-uns.

L'habitant des pays marécageux doit d'abord
éviter de se promener la nuit près des marais,
par les motifs que j'ai déjà indiqués. Il doit ne
pas s'exposer à l'impression subite du froid et
de l'humidité; suivre un régime régulier; se

[1] Le chlore et les fumigations acides ont été reconnus,
par plusieurs médecins distingués, comme n'exerçant
aucune action sur le gaz qui existe dans l'air qui entoure les malades atteints de la fièvre jaune.

nourrir d'alimens sains , nutritifs et faciles à di-
gérer ; ne boire du vin que modérément , et
fort peu de liqueurs spiritueuses [1]. Quelques
praticiens ont pensé que le chocolat, le café,
la viande, etc., étaient des alimens nuisibles, et
que les acides et le règne végétal étaient pré-
férables. Il est bon de détruire ces erreurs. Le
chocolat et le café ne peuvent être dangereux
que tout autant qu'on en fait un abus. Il est
d'ailleurs prouvé que, dans des maladies pes-
tilentielles, ceux qui ont suivi ce dernier régime n'ont pas été plus épargnés que les autres. *En Cadiz , Sevilla , y otros pueblos de
Andalucia muchos dexaron el chocolate , el
café , la carne, y otros alimentos por preven-
cion , y estos fueron igualmente acometidos del
contagio. Algunos creen que los acidos y el re-
gimen de los vegetales son verdaderos preser-
vativos en estos casos ; pero es un delirio que no
debe apoyarse , solo debemos cuidar del recto
uso y no del abuso de tales alimentos* [2]. Le choix

---

[1] L'on peut consulter avec avantage le Dictionnaire
des sciences médicales.

[2] *Memoria sobre la calentura amarilla ,* par les docteurs Piguillem frères, Revert, Cano, Riera et Lopez,
et la traduction que j'en ai donnée avec des notes, in-8°.
Montpellier , 1820.

des alimens n'est cependant pas indifférent,
d'après la certitude où l'on est que les habitans
des pays marécageux sont très-disposés à contracter des fièvres intermittentes. Ils doivent
donc se priver des substances alimentaires qui
peuvent les provoquer et qu'on appelle indi-
gestes. Nous avons une foule d'exemples de
fièvres causées par de pareilles substances ; de
ce nombre sont :

Le melon. On n'a qu'à consulter les Actes
des Curieux de la nature, tom. V, et le Commerce littéraire de Nuremberg, 1741, pour
trouver une foule d'exemples de cette vérité.

Les anchois. Schultze fait mention d'une
fièvre intermittente occasionée par une indi-
gestion d'anchois avec de la bière.

Les prunes, et surtout le pain chaud. Riedlin
et le professeur Rubini [1] en offrent des preuves.

Les huîtres, ⎧ Lotichio.
            ⎨ Lotichio et une foule d'autres
Les limaçons, ⎩ auteurs l'ont démontré.

Enfin les fraises, le lard, les champignons,
les fruits qui ne sont pas bien mûrs, et surtout
les raisins qui sont en cet état ; le cochon, etc.
On peut, à ce sujet, consulter avec grand
avantage les ouvrages de Baldinger, Grube,

[1] Dictionnaire des sciences médicales.

Schmuck, J. Frank, la traduction de la Dissertation de M. Rubini, par le docteur Lafont-Gouzi, etc., etc.

On ne saurait trop recommander de fuir tout ce qui nous peut attrister, et de ne se livrer que rarement aux plaisirs du coït, de s'en priver même si l'on peut. L'on doit aussi éviter les veilles prolongées, les bains chauds trop fréquens, en un mot, tout ce qui peut débiliter le corps. Ces causes, disent MM. Fournier et Begin[1], en agissant sur le système nerveux, et sur l'appareil digestif, le prédisposent aux maladies d'irritation, et sont par conséquent très-propres à favoriser l'apparition des maladies fébriles.

L'on doit enfin observer la plus grande propreté; faire balayer souvent les rues, laver les ruisseaux, inonder les égouts, enlever soigneusement les immondices, etc. Cette propreté doit s'attacher aussi aux habitans. Ils doivent se laver souvent la figure et les mains avec de l'eau froide, et ne point sortir à jeun avant le lever du soleil.

Tels sont les principaux moyens que prescrit l'hygiène. Au reste, l'on peut consulter avec le plus grand avantage les ouvrages des docteurs

[1] Dictionnaire des sciences médicales.

Hernandez [1], Rouch [2], Pouzin [3], Bouffey [4], Lafosse [5], Raulin père [6], Retz [7].

CONCLUSION.

D'après les expériences que j'ai entreprises et les observations de plusieurs auteurs, je crois pouvoir conclure que :

1°. La nature du gaz putride nous est inconnue, et qu'il y a tout lieu de croire que ses effets meurtriers sont dûs à une portion de la substance animale et végétale en putréfaction qu'il entraîne avec lui, ou, pour mieux dire, à une dissolution de ces substances dans l'air et peut-être dans les gaz qui sont le produit de

[1] De l'Air et de ses propriétés physiques et chimiques.

[2] Observations sur le système de l'infection de l'air.

[3] De l'Insalubrité des étangs, et des moyens d'y remédier.

[4] De l'Influence de l'air sur les maladies.

[5] Mémoire sur les marais du Bas-Languedoc, et sur les moyens d'en prévenir les mauvais effets. Mémoires de la Société royale de Montpellier, 1772.

[6] Maladies occasionées par les variations de l'air, 1751, in-12. Traité des maladies occasionées par l'intempérie de l'air, 1758, tome I.

[7] Météorologie appliquée à la médecine, etc., ouvrage couronné en 1778 par l'Académie de Bruxelles.

la putréfaction, et que l'on suppose exister dans l'air atmosphérique.

2°. Qu'aucune expérience n'a pu démontrer dans l'air marécageux aucun des gaz qui sont engendrés par la putréfaction, et que tous mes essais eudiométriques, ceux de MM. Bérard, Cavendish, etc., n'indiquent dans cet air que les mêmes principes constituans et les mêmes quantités de ces principes que dans l'air ordinaire.

3°. Que si les gaz qu'on a supposé être contenus dans l'air des marais s'y trouvent véritablement, c'est en si petite quantité, qu'ils échappent à toutes les recherches et à toutes les analyses des plus savans chimistes.

4°. Que les auteurs qui ont attribué à la prédominence du gaz azote, du gaz hydrogène carboné, ammoniacal, etc., les maladies produites par les marais, se sont étrangement trompés, puisqu'on n'a jamais rencontré ces gaz dans l'air, et que, d'ailleurs, soit seuls ou unis à l'air atmosphérique, ils ont été respirés par plusieurs savans observateurs, sans que ceux-ci en aient éprouvé des effets fâcheux.

5°. Enfin, qu'en ayant même la conviction de leur présence dans l'air, ce serait en une si faible quantité, qu'ils ne pourraient exercer aucune action sur l'économie animale, puisque, à l'état de pureté, ils ne produisent que des accidens momentanés, si on ne les respire pas assez long-temps pour qu'ils causent la mort.

Il faut aussi avoir le plus grand soin de ne pas se coucher et surtout de ne pas s'endormir sur les bords des marais, parce qu'alors le gaz morbifique qui est à la surface de la terre se trouve moins disséminé dans l'atmosphère, et que, d'ailleurs, pendant le sommeil, le principe vital ne lui oppose pas la même force de résistance contre son action délétère sur l'économie animale. M. Baumes [1] rapporte à ce sujet l'exemple d'un homme qui, dans l'été, s'endormit sur les bords d'un fossé rempli d'une vase infecte, et passa des bras du sommeil dans ceux de la mort.

[1] *Loco citato.*

TABLE

DES MATIÈRES.

FIN DE LA TABLE.

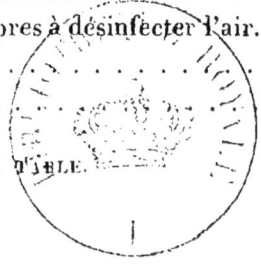

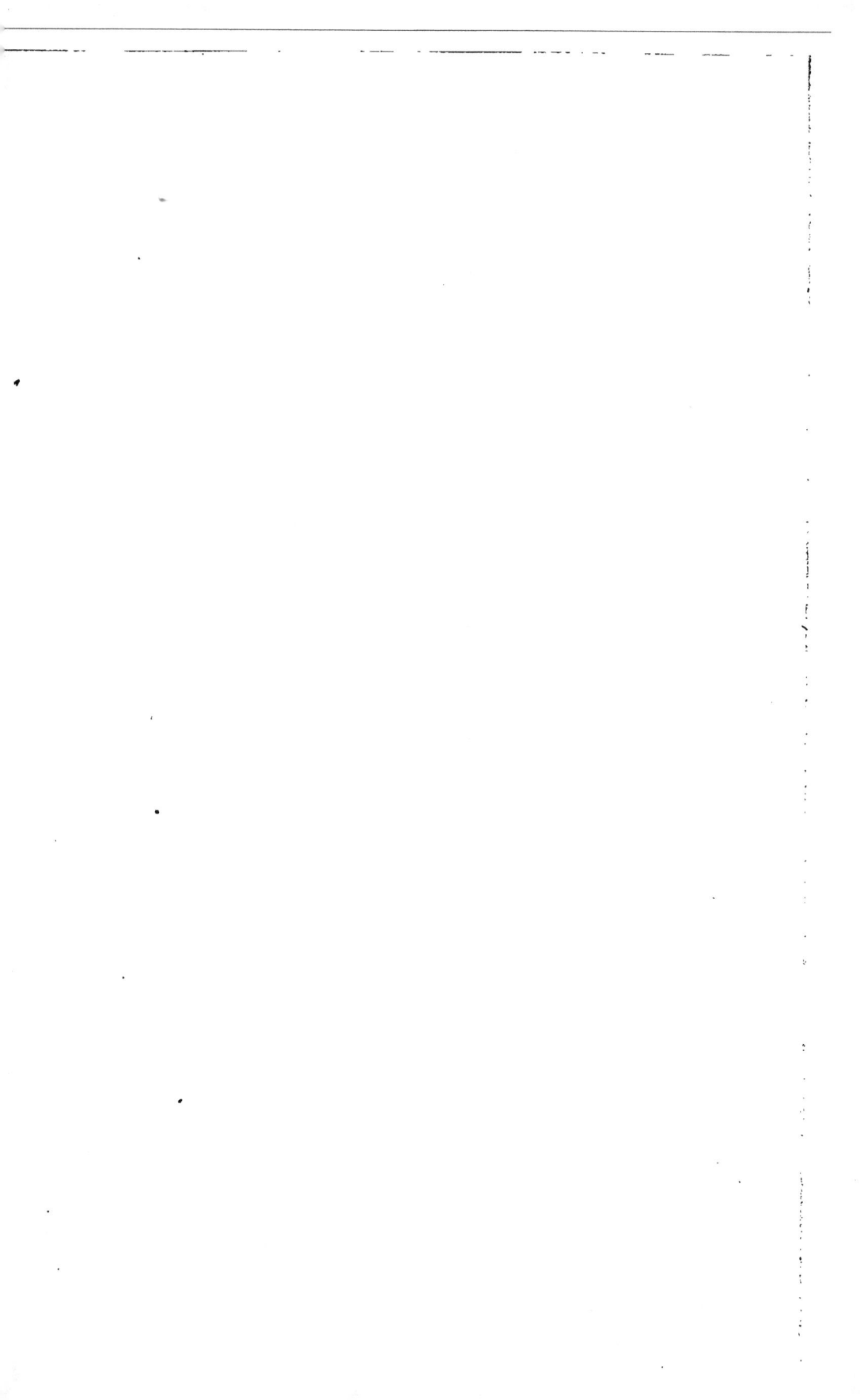

www.ingramcontent.com/pod-product-compliance
Lightning Source LLC
Chambersburg PA
CBHW071847200326
41519CB00016B/4269